育良クリニックの軌跡

医師、助産師、妊婦さ……いだ25年

浦野晴美
Haruyoshi Urano

GENTOSHA
幻冬舎 MC

育良クリニックの軌跡
医師、助産師、妊婦さん……絆でつむいだ25年　目次

［第3章］　代官山時代　それは10人のスタッフから始まった

［第1章］

私たちの育良クリニック出産

赤ちゃんの名前を、家族みんなで考えた夜

村本　彩さん　２０１６年に第二子を出産　37歳

はらはらした前回の出産

育良クリニックでは第二子出産でお世話になりました。

3年離れている第一子のときは、九州の実家に里帰りしての出産で、妊娠中は特にこれといった問題はありませんでした。ところが予定日を1週間過ぎてしまい、40週6日で入院して陣痛を誘発する薬を使って陣痛を起こすことになりました。その後、入院から3日目でやっとお産になったのですが、赤ちゃんの回旋異常が起きてしまったのです。最初、医師は「赤ちゃんの頭にイボのようなものがある」と言ったのですが、それは鼻だったのです。赤ちゃんは、本来は顎を引いて産道を下りてくるべきところ、「顔位」といって、頭をそらせるようにして顔が先進する格好で生まれてきました。生まれても見るからに顔

色が悪く、抱っこをするゆとりもなく処置が始まり、分娩室は緊迫した空気に包まれました。

幸い娘は無事でしたが、そうしたお産を経験した私たちは、2人目を授かったときは、「できることなら、今回は自然に陣痛が来てほしい」と切に思いました。「赤ちゃんに負担のないお産をしてあげたい」ということが一番の願いでした。また、お産は、妊娠中に何も問題がなかったからといって、いつ、何が起きるか分からないものだと分かったので、安全性を重視したいとも思いました。

上の子が退院まで母親に会えない病院は避けたかった

上の子の生活もあるので今度は里帰り出産はやめ、都内でクリニックを探したのですが、育良クリニックは私たちの条件を満たしてくれている産院ではないかと思いました。そして、いざ行ってみて分かったのは、助産師さんがこんなにたくさんいるんだということです。前の産院にもいい助産師さんがいらして、その人が来てくれるととても心強かったので、ここは自分たちの理想をいろいろな面で満たしてくれる病院だと感じました。

　家族みんなで赤ちゃんを迎えられることも育良クリニックを選んだ大きな理由です。東京の病院は、子どもは立ち入り禁止になっているところが多いようです。九州ではあまりそうした話は聞かないので、それを知ったときは違和感がありました。

　私の友人にも、都内の有名病院で出産したところ、上の子が、入院中のお母さんにも赤ちゃんにも面会できなかったお母さんがいます。子どもは、「陣痛が来たから行ってくるね」とお母さんが出て行ったら、もう退院までお母さんと会えず、病院で何が起きているのかは大人から聞かされるだけです。それは結構、小さい子どもには酷なことではないでしょうか。上の子にとっては、下の子が生まれるということは、それだけでとても大きな環境の変化です。その時に長い間母親と離れていたら、赤ちゃんを受け入れる心の準備が難しくなるのではと心配でした。

　育良クリニックは妊娠中のトリートメントを受けられることもありがたくて、よく利用していました。トリートメントやエステを受けられる産院は増えてきましたが、産んだ人への「ご褒美」のような位置づけになっていることが多く、妊娠中から受けられるところはあまりないようです。でも私は、「今度こそ、いい陣痛が来てほしい」と思っていたので、「妊娠中こそ、身体を整えたい」と考えていました。町中のサロンにも「マタニティの方も可」とか書かれているところがありますが、妊婦としては、病院併設のところへ行けたらそれがいちばん安心です。

七夕の思い出

こうして迎えた2人目の出産でしたが、やはり予定日は過ぎてしまいました。でも予定日を4日過ぎ「今回も自然な陣痛で産むのは難しいのかな」と思い始めたその日の夜、ついに待望の陣痛がやってきました！

ちょうど新月で、しかも大潮に当たる日でした。

時計を見るとすでに10分間隔なので、たいして痛みは感じないまま育良クリニックに電話をして助産師さんに様子を伝えると、「その声なら、まだ間があると思うから、お風呂でも入ってみてください」とのアドバイスをもらいました。そんなものかしら、と思って入浴してみると、さっそく効果が現れ、一気に5分間隔になったのですぐに入院しました。

育良クリニックに着いたら、お顔を知っている助産師さんが温かく迎えてくださり、とてもホッとしました。助産師さんがお産を寸劇で見せてくれる「産むぞクラス」で助産師さん役をやっていた中垣さんが、担当になってくれたのでした。中垣さんは、私が前回の出産では回旋異常で、そのために不安を抱え続けてきたことを汲んでくれて、「今、赤ちゃんは、とてもいい位置にいますよ」と私が安心できる言葉をかけ続けてくれました。中垣さんのこの温かい気持ちのおかげで、私は最後まで頑張り抜けたと思います。

ただ、入院までは進みが早かったのに、そこから意外と時間がかかりました。そして、妊娠中は「夫と上の子と一緒に赤ちゃんを迎えたい」と希望していたものの、時間が経つにつれて「どうも、上の子がぐずると集中できない」と感じるようになっていきました。中垣さんもそれに気づいて「お母さん、上のお子さんのママになり過ぎると陣痛が来なくなるので、今は、ちょっとお子さんと離れましょうか」と言ってくださり、娘は一時、夫と一緒に部屋の外で待っていることになりました。もう夜中で0時を回っていたので、娘もだいぶ眠たくなっていたと思います。それからまもなく無事に誕生となったので、すぐに夫と娘を呼び入れてもらい、みんなで赤ちゃんを見たり抱っこしたりするひとときを過ごしました。

実は、お産を待っているその間、夫は娘と七夕の短冊を書いていたようです。

お産は7月4日でちょうど七夕の少し前だったので、クリニックの待合室には笹が飾ってあり、皆さんがいろいろな願い事を込めて短冊を書いていました。短冊には「ママが頑張れますように」「赤ちゃんが元気に産まれてきますように」と書かれていて、夫と娘の名前が書いてありました。私がそのことを知ったのは、お産の何日もあとのことでした。私がヒイヒイ言っている間に2人でこんなことをしてくれていたのかと思うと、とても温かい気持ちになりました。

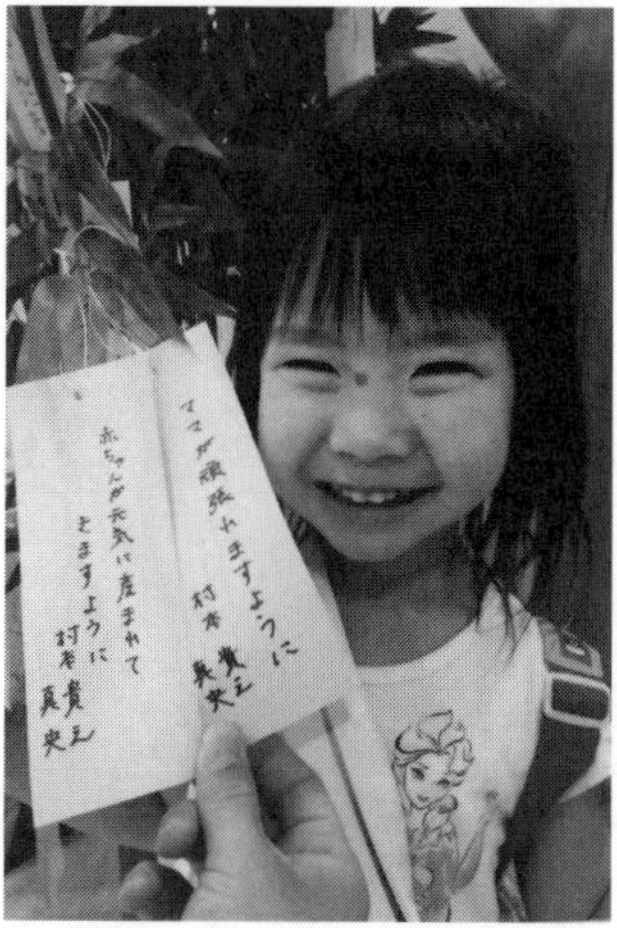

入院中の家族入院は、子どもは5日間ずっと室内にいたら退屈してしまうと思ったので、最後の夜だけ、家族全員で泊まり

ました。お願いしておけば家族の食事も出していただけるので助かりました。

和室に入れたので、夜はお布団を敷いて、みんなで枕を並べて赤ちゃんの名前を考えました。この夜は、非日常の空間で、無事に生まれてホッとしたお産のことや明日からの新生活への思いを話し合うことができ、忘れられない一夜になりました。

家族に決めさせてくれる

母乳については、育良クリニックでは、ミルクは最初からは使わないことが基本です。ですが私は3日目くらいに、ミルクを少しあげたくなってきました。上の子を出産した病院は母子別室制で、赤ちゃんが泣いたら呼ばれ、母乳をあげ、次にミルクも毎回あげて赤ちゃんをお腹いっぱいにするというやり方でした。だから、赤ちゃんは3時間くらい寝ていたのですが、今回は母乳しかあげていなかったので、赤ちゃんは1時間くらいで目を覚ましてしまい夜も昼もなく泣き続けました。それで、途方に暮れた私は「少しミルクをあげたいんですけれど」と助産師さんに相談してみたところ、「それもいいと思いますよ！」

とすぐに聞き入れてくださり、これで随分と気持ちが楽になりました。そうこうするうちに、退院の頃には母乳の量が増え、退院後は一度もミルクを買うことなく、母乳だけで育てることができました。

育良クリニックは、自然出産や母乳育児を良しとする理念を掲げている産院だけれど、一つのやり方でガチガチに固めるのではなく、イレギュラーな方法を希望してもそれに対応してくださるのはすばらしいと思います。母親や家族が、自分たちの状況に応じて選べることがありがたいです。

今はお産が「無痛か自然か」といった構図で語られ、分娩の方法に目が行きがちです。育良クリニックには「水中出産」「和室分娩」など、ほかの病院にはない選択肢がいっぱいあって、友人に話すとびっくりされます。

でも、私にとって育良クリニックの一番の良さは、ほかでできないお産ができるということではなく、何でも家族目線で考えてくれるということでした。そのなかで私たち家族は「私たちにとってベストなことは何だろう」と考えながら、出産することができたと思います。

子宮頸がんと二度の流産を乗り越えて

畑中朝子さん　２０１６年に第一子を出産　37歳

誰も言ってくれなかったことを言ってもらえた

結婚してから約８年。待望の第一子を迎えることができ、私たち家族は今、幸せでいっぱいです。

私は30歳で子宮頸がんを経験しています。検診で見つかったので、検査の段階が進みいろいろな病院をたずねていくと、一人の医師からは子宮の全摘出という言葉が出て大きな衝撃を受けました。そこからしばらくはとても落ち込んで、「子どもが産めない身体になるかもしれない」という不安をいだきました。幸い全摘出はせずにすみ、手術はうまくいきました。

その後、34歳ごろから、早く子どもを持ちたいと不妊治療を始めましたが、今度は二度にわたって流産を経験しました。夫はいつも寄り添ってくれましたが、私にとって、この頃はとてもつらく悲しい出来事ばかりが続いた時期でした。その二度目の流産手術で、たまたま近所だったので来たのが、私が育良クリニックの戸をたたいた最初です。

当時の私は、悲しいことが続いていたというのに、身体を省みず常に仕事を優先する生活をしていました。ですから、いつもの調子で、流産手術の日程を決めるときにも「出張があるから、帰ってからにしてください」と言ったところ、先生にピシャリと「仕事はあなたの代わりがいるだろう。赤ちゃんにとってはあなたしかいないんだ。もっと身体を大切にしなさい」というご助言をいただきました。その言葉に、それまで張っていた糸がプツンと切れ、涙が止まらなくなった日の事は忘れられません。その様子を見ていた助産師さんがあとから慰めてくださったのですが、私にとっては、それは怒られたことがつらくて泣いたのではなく、転機となる出来事だったのです。

助産師さんたちはいつもとても優しくて、流産手術が終わって退院するときも、私が子どもが欲しいのを分かっていて「リベンジしましょうね」と言って送り出してくれました。

患者を思う心で接してくれた先生と、優しく接してくれた助産師さんがいてくれたからこそ、それ以降の私は、ストレスや疲れを溜めないことを心掛けるようになり、仕事と妊活のバランスを調整できるようになっていきました。そして、また妊娠して、赤ちゃんを出産するときが来たら、二度流れてしまった赤ちゃんのためにも、必ず育良クリニックで出産すると心に決めていました。

今、こうしてお腹を痛めて出産したわが子がすやすやと寝ている姿を見ていると、愛おしくて、心の中いっぱいに幸せが満ち溢れてきます。

心配を乗り越えて抱けた赤ちゃん

この子は6回目の人工授精で妊娠しています。これでだめだったら体外受精に進もうかと思っていたところで、授かることができました。超音波検査で「心拍が聞こえました」と言われたときは「やっと！」と思いました。

ただ、3回目にして初めて心拍を聞くことができて、幸せだったけれど、不安のほうが大きかったかもしれません。このまま大きくなってくれるのだろうか、という気持ちが強かったです。

妊婦健診で内診台に乗るときなども、ふと過去のつらかった思い出がよみがえることもありました。今はうれしいけれど、流産の悲しかったことや、子宮頸がんの治療などの痛みも身体は覚えていて、何かあるとその時の気持ちを思い出すようです。超音波検査で顔が見えてくるようになって安心度は増していきましたが、生まれてくる、その時までは不安でした。

助産師さんには、時々そういう話を聞いてもらいました。

でも、こうしてわが子を無事に抱くことができて本当に良かったです。先生方、そして入院直後から私の担当助産師になってくださった相澤さんをはじめ、妊娠中の体調管理や母乳の指導をしてくださったたくさんの助産師さんたちに感謝の気持ちでいっぱいです。

• 畑中さんはこの2年後にも、39歳で第二子を出産。

私も動物なんだから、産めるはず！

Sさん（匿名希望）　２０１６年に第一子を出産　40歳

痛みが強くなっても「まだまだ」と言われる

２０１６年1月24日13時10分、予定日の2日遅れで、私たちの赤ちゃんは外の世界に出てきてくれました。

前日、予定日の朝の妊婦健診では「子宮口はまだ１㎝しか開いていません」と言われたので、これは長丁場になるなと腹をくくって家に帰ったのでした。その後、思いっきりカラオケで歌を歌ったり、スクワットしたりして過ごしたのが功を奏したのかもしれません。翌朝の未明、午前3時ごろから少し重めの生理痛のような痛みが下腹部に起こり始めました。

朝方5時過ぎには痛みの間隔も狭まり、おしるしも見られたので、いよいよ病院に電話し、病院に着いたのは午前6時過ぎでした。でも検診では、子宮口は、まだほとんど広がっていないとのこと。いったん帰宅してもいいと言われましたが、その日の天気予報で夜は雪になるかもしれないといわれていたので、そのまま病院で待機させてもらうことにしました。

お昼前に、夫も育良クリニックに到着し、目黒川沿いを一緒に散歩しました。痛みは一定間隔で続いているものの、まだ散歩をしながら会話する余裕もありました。お昼ご飯もしっかり食べました。

午後も、さらに痛みは増してはいるものの、痛みを受け流す呼吸をすれば、まだ大丈夫なので、また散歩をすることにしました。散歩から帰ってくると、痛みは下腹だけでなくお尻のほうにも広がり、トイレに行くのがやっとの状態になってきました。ただ、頻繁に赤ちゃんの心拍数と陣痛の様子をモニターで測ってもらいましたが、助産師さんによると、まだまだということです。

夜中に、いよいよ痛みが増してきました。どんな体勢が痛みを受け流しやすいかを考えていたところ、助産師さんがバランスボールを持ってきてくれたので、それを抱き抱えてみました。これは良かったので、しばらくその体勢で、「痛みを乗り切るには力まず息を吐いて！」という助産師さんのアドバイスを頭の中で延々と繰り返しながら、助産師さんや夫に腰をさすってもらい、朝を迎えました。

「痛み」がお産を進めるパワーだとイメージする

朝になっても陣痛の間隔が狭まらないので、医師の判断で、陣痛促進剤を点滴することになりました。そこで、陣痛の間隔は、それまで6分くらいだったものが、あっという間に2～3分に。痛みの強さもいよいよ増してきたので、助産師さんが「産むぞクラス」で言っていた「我を忘れて野生に戻っちゃってください」という言葉を思い出し、妙に納得しながら、痛みを受け流すうまい呼吸法を探して試行錯誤を繰り返していました。

そのうち、息を吐くとき、ある一定の音程で「は～♪」と発声練習のような声を出している自分に気がつきました。私は中学時代から声楽やオペラを習っていて、大学院時代はジャズ・ボーカルも楽しんでいたことがあります。ですから、声を出すことは大好きなのですが、一方では、「これはラかな？　ファかな？」とどうでも良いことを考えたりしていました。

そのうち、ある助産師さんが、「痛みの力で子宮口を広げていくイメージで、息を吐いてみてください」というアドバイスをくれました。このアドバイスを、「そうか、目から鱗」と感じた私は、車のギアが入ったような感じで、息をするたびに、痛みが子宮口を押し開く力に変換されていく感覚を得られるようになりました。

それ以降は、痛みは増していくものの、これまでよりスムーズにお産が進んでいく感じが得られました。しかし、今度は「赤ちゃんにストレスがかかっているサインが出始めています」と言われて、和室から分娩室に移動することになりました。この時には立ち上がるのもやっとで、車椅子に座ると激しい陣痛が襲ってきて、移動中に産まれてしまうのでは、という恐怖もありましたが、助産師さんや夫に手伝ってもらって、なんとか分娩台に乗ることができました。

はっきりと分かった誕生の様子

分娩台に乗ってからは、「下腹に力を入れてドンドンいきんじゃってください」と言われたので、ここぞとばかりに、ありったけの腹筋を使って、分娩室のバーを握りながらいきみました。いきみは「そう！　その調子！　いきむの上手！」と褒められ、「これまで歌で鍛えてきた腹筋がこんなところで役に立ったか！」と、多少の優越感を抱きながら思うにまかせていきむ私。

でも、いきむたびに赤ちゃんの頭が下りてくるのは感じられるものの、「これを外に出すの？　無理でしょう！」という気もしてきます。そこを「いや、人間だって動物なんだから、頑張ればできるんだ！」と考え直して、とにかく必死でいきみました。

生まれるところは、助産師さんがお産の寸劇をやって詳しく解説してくれる「産むぞクラス」でかなりリアルな説明を受けていたので、自分でもよくイメージできました。あれは本当に育良クリニックらしいクラスで、妊婦に「あなたが、お産の当事者なんですよ」

とはっきり認識させてくれるクラスだと思います。

頭が1回外に出て、いきみをやめるとまた中に引っ込むということを繰り返していたのですが、あるいきみから頭がはまったままになったことが自分で分かりました。この時会陰は結構痛かったので、この時のためにオイルを使った会陰マッサージをしていた私は「マッサージの成果でちゃんと伸びてくれるのだろうか？」と思いながらもう一度いきんだところ、赤ちゃんの頭が完全に外に出たことが分かりました。

あとはもう一度か二度のいきみで、赤ちゃんの身体がニョロっと出てきました。まだ血の付いた赤ちゃんを抱っこさせてもらい、そのヌルっとした生きものの温かさに安堵して、思わず涙が出ました。ついで赤ちゃんの泣き声が聞こえてくると、うれしさがこみ上げてきて、赤ちゃんが元気であることを確信しました。

あとで夫に聞いて知ったのですが、分娩台に乗ってから生まれるまでは10分足らずだったそうです。これもあとから知ったのですが、赤ちゃんが下に下りてきても破れなかった羊膜を破る人工破膜をしてからは、急にお産が進んだようです。

すべてが一つになって

結局、陣痛を感じ始めてからは34時間、間隔が10分以内に定まって本陣痛となってからは10時間ほどで生まれました。途中、陣痛促進剤は使いましたが、これがなかったらお産はだいぶ長引き、母子ともに疲れ果てていたか、危険な状態に陥っていたかもしれません。

その後、胎盤や中に残っているものを外に出してもらい、先生に会陰を縫合してもらいました。「だいぶ破けちゃいました?」という私の質問に先生は「いや、ほんのちょっとですよ」と答えてくれたので、その言葉に安心しました。

すべてが終わると、分娩台に上がったときの状態が嘘のように元気を取り戻し、自分でも歩けるのではと思ったほどでした。私は40歳での出産になりましたが、山歩きと歌のおかげで身体は使ってきたので、その分は助けられたものがあったかもしれません。

産み終えてからは、痛みや苦しみの部分についてはみるみる忘れていくようで、人間、特に母親とは、よくできた生きものだなあと感心しています。今思い出すのは、ただひたすら外の世界に出てこようと頑張る赤ちゃんがいて、それを支えてくれる家族や病院のスタッフの方々がいて、生きものとしての自分を信じようと願う自分がいて、すべてが一つになって、このお産を無事終えられたのだ、という感謝の気持ちです。

この気持ちを、すでに始まった子育てと、今後の人生に活かしていきたいと思います。

・Sさんはこの2年後にも、42歳で第二子を出産。

痛みのピークで「負けないで」と言ってくれた助産師さんの言葉で決心ができた

野口ルミさん　２０１８年に第一子を出産　38歳

神社の階段を10往復

人生初の出産という体験は、想像以上に大変で、心が折れそうになり、まったくバース・プランどおりにいきませんでした。でも、だからこそ忘れられない、かけがえのない体験となりました。

予定日に妊娠中のお散歩コースだった近くの浅間神社に行ったら、ちょうど、さくらが満開。神社の長い階段を10往復もしてかなり頑張ったのですが、その日は陣痛は来ませんでした。その後もおしるしも破水もなく、陣痛が本当に来るのか不安だった私は、予定日を3日過ぎた日の妊婦健診で子宮口のあたりを刺激してもらいましたが、夕方に少し出血した程度で陣痛は来ませんでした。

そして予定日を5日過ぎた日の健診で、再び先生に子宮口のあたりを刺激してもらったところ、その日の夜に、不規則な陣痛が始まりました。でも、翌日のお昼前には痛みがピタッと止み、前駆陣痛だったと分かりました。本陣痛が来る前に体力を回復させるため、お風呂へ入り、食事をすませ、入院の荷物も準備してリラックスして過ごしていると、その日の夕方からまた陣痛が始まりました。昨日よりも間隔が狭くなっていたので、育良クリニックへ電話をしてみたところ入院することになりました。

水中出産を諦める

出産当日の午前0時に病院へ到着し、部屋で陣痛が強くなるのを待ちました。その時、子宮口の開きは4㎝でした。痛みは下腹部から少しずつお尻のほうへと変わっていき、朝8時30分には、子宮口は6㎝まで開きました。

まだ破水をしていなかったので、助産師さんの手で羊膜を破水させると、羊水が赤ちゃんの便でにごっていました。これは、赤ちゃんが少し苦しくなりかけているというサインです。そして内診をしてみると、なんと、赤ちゃんは頭の向きが前後逆になって下りてきていることが分かりました。

私は、水中出産を予定していたのですが、急遽、出産する場所は分娩室に変更になりました。さらに、医師からは「赤ちゃんがうまく回旋できなければ、帝王切開になります」と言われました。

子宮収縮が弱かったため、14時に陣痛促進剤も開始されました。そのあとは陣痛の間隔も狭まり、痛みも強くなりましたが、助産師さんにお尻のところを指圧してもらい、痛みをなんとかしのぎました。

17時に、子宮口がようやく8～9㎝になったので分娩室へ移動し、さらに、子宮口が全開になるように陣痛促進剤の量が増えました。心が折れ始めたのはこの頃――痛みはMAXに達し、前日から続いてきた陣痛の疲れも出てきたのだと思います。私は分娩台の上で「痛い」「陣痛止めて」「帝王切開にしてください！」と叫んでいました。でも、帝王切開にするという私の案には、誰も取り合ってくれません。医師も助産師さんたちも、帝王切開になればもっと大変だということが分かっていたのでしょう。

約1日半闘ったお産

18時10分に、やっと子宮口が全開になりました。これで、あとは、いきんで産むだけです。「痛みに負けないで頑張りましょう」という助産師さんの励ましの言葉もあって、私の気持ちも少し変わってきました。「このまま痛みに負けていては、いつまでも出産は終わらない。最後の力をふり絞ろう！」と思えるようになってきたのです。開き直るというか、決心ができたんですね。あとのことは理事長、院長先生たちにすべて委ねて、自分はいきむことだけにひたすら専念しようと決めました。赤ちゃんの頭が大きかったため、切開と吸引分娩の末、19時22分に3672gの女の子が生まれました。

分娩所要時間は21時間27分。前日の陣痛を合わせると約一日半痛みと闘ったお産となりました。妊婦健診の時、理事長が一度、ふっと「この子は頭が大きめだね」とおっしゃっていたのを思い出します。あの時、理事長は、もうすでに、頭が大きいためにお産が大変になることを案じていらっしゃったのかもしれません。

私は水中出産というバース・プランを立てていたので、分娩室に移動したり、帝王切開の話が出たりしたときは「思い描いてきたお産」が崩れ落ちたように思いました。でも、今振り返ると、赤ちゃんが無事に産まれてきてくれれば、それがすばらしいお産なんだということに気づかせてもらいました。すべては赤ちゃん次第——お産はそれでいいのだということが分かりました。

産後も相談できる人がいる安心感

母乳は、退院まで十分に出なかったので、混合栄養の状態で家に帰りました。でも、家で過ごすうちにだんだん母乳の量が増えてきて、子どももミルクを嫌がるようになってきたので自然に母乳だけになりました。

お産の疲労が激しく、妊娠中から貧血もあったので、産後の回復や母乳の確立には時間がかかった気がします。でも、母乳外来があっていつでも助産師さんに相談できることは安心でした。

1回だけ、実家に帰っていて育良クリニックへ駆け込めないときに乳腺炎になりかけ、焦ったことがありました。幸運なことに、訪問してくれる助産師さんを見つけることができてピンチを切り抜けましたが、ひやひやしました。赤ちゃんを産んだ人は、全国どこに住んでいても助産師さんにすぐに相談できればいいのにと思います。

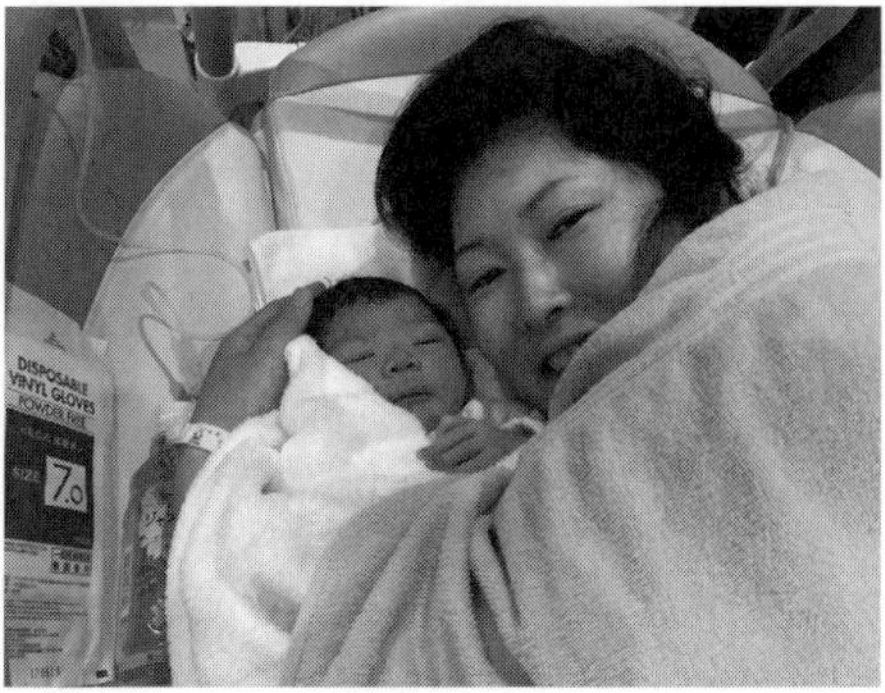

命を生み出すことは大変なことだとよく分かりました。緊急事態においては冷静に立ち回るプロフェッショナルで、一方では細やかなことも笑顔で対応してくださる育良クリニックの皆さんには本当にお世話になりました。

私の「納得」を待ってくれた帝王切開

松田玲子さん（仮名）　2016年に第一子を出産　43歳

強かった「高齢出産」の不安

私は昔から「薬や医療に頼り過ぎてはいけない」と思っていて、出産に対しても「人間本来の持っている力で生まれてくるのがよい」という考えを持っていました。でも、助産院出産をするまでの勇気はなくて、折衷案として育良クリニックに惹かれました。

しかし通院し始めると、体重指導が厳しく、太ってしまうと効果的ないきみができないと言われました。私は気をつけていてもどうしても劣等生になってしまうので、もう大変でした。元の体重から8kgくらいまでに増加を抑えましょう、と言われていたのですが、私は理想体重より10kg近く増やしてしまったのです。それで、もっと頑張ろうとするのですが、頑張るとストレスが溜まって甘いものが欲しくなるんですよね。そんな大変なこともあるんですけれど、とにかく「先生も、スタッフも熱い！」というのが私の育良クリニックのイメージなんです。

不安は、43歳という年齢でした。育良クリニックでは年齢が高いことを責められたりはしないのですが、私自身が心配で仕方がありませんでした。それで、胎動を感じられるべき時期に、感じられないので、心配になって受診したりもしました。高齢出産は危ないという意識がずっと付きまとっていました。

「心拍が落ちている」と言われて

それでも妊娠中は特に問題なく順調に経過したのですが、予定日が近づいた時期の健診で赤ちゃんの心音などを聞いたとき、「心配があるので、今日はこのまま入院してください」と言われたのです。それを聞いて、「何か大変な事が起きているんだ」と気持ちが引き締まりました。そして、まもなく「心音が下がるかもしれないので、その時は緊急帝王切開ということもあり得る」という話がありました。自然出産がしたくてここに来た私としては「帝王切開?! やめてよ！」と思いました。

でも、その夜、病院に泊まっていたら、夜間に一度大きく心音が下がるということが起きて、いつでも手術を開始できるように準備が始まったんですよ。その時、院内の空気がピーンと張り詰めて、そこで、私も初めて事の重大さを肌で感じ取りました。ただ、そこから心拍が復活したので、手術はなくなり、夜が明けたんです。翌日、先生に「帝王切開をしたほうがいいと思う」という話をされたのですが、これが、私にはなかなか受け入れられませんでした。

先生は「心拍が時々下がるということは赤ちゃんが苦しいと言っている証拠」と言います。

夫は仕事で神戸にいたのですが、急な話なので、彼もなかなか受け入れられない様子でした。私たちは「高齢出産は、医師はリスクを背負いたくないので、うまいことを言って帝王切開に持っていくことが多い」と聞いていて、そういうことはされたくないと思って育良クリニックを選んでいました。「それなのに、やっぱり帝王切開をすすめられるのか」という気持ちにもなってしまったのです。そして翌日になっても決められませんでした。

でも、育良クリニックの先生方は、その間「帝王切開にしてくれなくては絶対に困る」とは言ってきませんでした。心音が落ちる理由については「分からない」と言われ、帝王切開にしなくてもいいかもしれない可能性もあると言ってくれました。

また助産師さんも、ベッドに来てお話しするときも「よく納得したほうがいいですよ、決めるのはお母さんですよ」と言ってくれました。そして24時間体制で、心拍の確認を続けてくれたのです。こうした態度でいてくださったことは、私にとってとても大きなことでした。

院長先生も部屋まで来て話してくださいました。医師として「帝王切開をしたほうがいい」と強く思っていらっしゃることは、はっきりと見て取れました。でも、それを強要するようなことは絶対におっしゃらない。内心ひやひやしながらも「お母さんはどういう気持ちですか」と聞き続けてくれたのです。予定日まで2週間あったので、私は「赤ちゃんが生まれてきたいときに産みたい」という気持ちもあり、それもなかなか捨てきれませんでした。

選ばせてもらえたことは、育児の助けにもなっている

でも、さすがに、このまま予定日までずっと皆さんに24時間心配をかけ続けるのは心苦しいし、子どもが死産で生まれてくるリスクを取ってまで、自分の望む出産にこだわるのはおかしいことです。それで、今なら十分元気に生まれてこられる赤ちゃんを死なせるようなことはしたくない、という皆さんの気持ちに私も賛成して、手術を受けることにしました。

遠方にいる夫は様子が分かりにくかったので、だいぶ遅くまで「気軽に切ると言わないでほしい」と言っていました。でも、最後は「君が帝王切開がいいと思ったのなら、そうしよう。産むのは君だから」と私の決断を支持してくれました。私も「もう少し待ってくれないかしら」という気持ちは最後までありましたが、でも、危険が迫ってから緊急手術をすることのリスクも考えて、計画的に手術してもらうことを選んだのです。

結局、子どもは元気に生まれてきて、胎盤を観察しても理由は分かりませんでした。だ

から、心音を聞ける機械がなかった時代には、何事もなく自然に生まれてきた子だったかもしれません。でも、機械がなければ、元気に生まれてくることはできなかったのかもしれません。それは分からないのです。

ただ、納得するのに時間がかかりましたが、皆さんの姿勢が「お母さんが決める人です」というところを貫いてくれたことが私には本当にありがたかったのです。「あなたは何を言っているんだ！　赤ちゃんが死んでもいいのか」と怒られてもおかしくない事態だったと思うのに、何が違うかといって、産んだあとの気持ちが全然違います。無理矢理に望まない方法で産まされていたら、後悔が残ったと思うのです。

例えば子どもに何か心配が起きたとき「帝王切開で産まされたからだ」と思って落ち込んだりしたかもしれません。でも、納得ができた、自分で決めさせてもらえた帝王切開でしたから、今の私にはそうした気持ちはありません。

病院によっては、お母さんが自分の気持ちを言えないところもあると思います。それに、スタッフが少なくて緊急帝王切開まで時間がかかるところは、こんなことはできないですよね。育良クリニックが待ってくれたのは、帝王切開を決定してから15分で手術ができるという体制があってこそだと思います。

やはり、せっかく授かった赤ちゃんなので無事に産みたいと思っていました。この子は不妊治療で授かっていて、妊娠に苦労しました。2回、流産しているので、私が妊娠中心配し過ぎてしまったのも、その経験があったからです。実は、育良クリニックは、2回目の流産手術でお世話になったところでもあるんです。やはり、自然というものは厳しいものだと思います。

と言いつつも、私は今、すっかり「自然派ママ」になっちゃいまして、偏っていると言われるかもしれませんが、ご飯は土鍋で玄米を炊いて、洗剤も使っていません。でも、西洋医学を否定していません。それは出産で、医療に助けてもらったという気持ちがあるからです。育良クリニックで私の気持ちを聞いてもらいながら帝王切開を決めた、あの時間が、私を、医療に感謝できるところまで持っていってくれたんです。

そのあとは、大げさかもしれませんが、私は育児でも、人生全般においても、「生きやすさ」が全然変わったように思います。思ったようにいかなくても大丈夫、と思えるようになりました。自分で決める出産をさせてもらえたことに、心から感謝しています。

［第2章］

「安全な環境のもとでの自然分娩」という理念はこうして生まれた

開業医だった伯母の背を見て育つ

私の祖父母は群馬の人で、祖母方は代々医者の家系でした。

江戸時代末期、水戸藩では尊王攘夷派が起こした「天狗党の乱」がありました。その時、あまりにも若年だということから斬首を逃れた藩士が群馬の安中の宿で行き倒れになり、医者の家に担ぎ込まれ助けられました。なんとか回復したのですが、水戸には帰らず子どものいない医者夫婦の養子になったそうです。そして、その若者も医者になったそうです。その娘が、私の祖母です。

私は、父の転勤で地方に行っていた小学校時代を除いて、医師だった伯母の家の別棟で育ちました。伯母は独身で、もう1人別の伯母と住んでいました。私にとって、豪快な医師の伯母は父親のようだったし、もう1人の伯母は優しくて母親みたいでした。私には両親が2組いるようなものでした。

医師の伯母は東京都江東区で、小児科・内科の開業医をしていました。なかなか流行っていたので、夜も往診に出掛ける生活でした。今はあまり聞かなくなりましたが、昔は往診というものがありました。

夜中でも電話がかかってくると、伯母は出掛けていくわけです。私はその姿を見て育ちました。私は今も、伯母が使っていた往診鞄を捨てられなくて持っています。もうぼろぼろになっていますけれどね。

当時は昼夜の見境なく患者に対応していたのです。時間外診療は当たり前。夜眠れないから昼間少し寝て、起きてきてご飯を食べようとすると、また、すぐ患者が来ます。すると、少しは待たせておいてもいいと思うのに、すぐに立って、診るのです。そのあとお膳に戻ってきてから「下町の人間は、まったく診察時間なんて関係ないんだから」とか言って怒り出すんですけれど（笑）。

本当は、医師ではなく、設計士になりたいと思っていたのですが、結局、「医者になる」という考えは刷り込まれていましたね。開業医の大変さは知っていたので「開業医は嫌だな」と思っていましたが、医者になること自体は、小さい時からずっと周りから「あんたが後を継ぐんだね」と言われ続けてきたので、だんだんその気になってくるのです。

それに、伯母は、患者さんたちから信頼されていましたから、医者はいい仕事だとは思っていました。医療の大変さには、「やり甲斐」というものがついてくるのです。うまくいったときの達成感もたいへん大きいです。今の医師は、医療以外のところで疲弊することが増えてきましたが、昔はそういうことはほとんどありませんでした。

今は、病院の救急外来が患者さんでいっぱいになってしまって、問題になっているでしょう。昔は、伯母みたいに、開業医がすぐ往診に行っていたんですよ。それがなくなったから、風邪程度の軽症の患者さんが大病院に殺到してしまうのです。ちょっと困ったときの相談先がないじゃないですか。

だから私は、ここを開業するとき、とても太刀打ちできないリスクのある人は別として、ある程度のリスクまでは自分のところで対応できるようなスタッフと設備を持たなければならないと思いました。

この伯母は、当時、まだ女医は珍しかったので男性にはない苦労をしたようですよ。

また、自分の考えを貫く人でした。私が大学生の時、日本医師会は、武見太郎会長という強い政治力をもった会長のもと、診療報酬引き上げなどを要求して全国的な「一斉休診」というストライキ行動に出たことがあります。これには、患者さんは不安になったと思いますよ。ほとんどの開業医が、この抗議行動に加わりました。そんななか、伯母は、医師会からの批判を覚悟で、いつものように淡々と患者を診ていました。

「医者が患者を診ないでどうする！」

そう言っていたのを、今でも思い出します。

こんな下町の風景が、私の医者人生の前奏曲です。

「医者になりたい」という気持ちが自然に育っていった子ども時代でした。

学生結婚がきっかけで産婦人科の道へ

私が結婚したのは、22歳の時で、学生結婚でした。

当時にしても早い結婚をしました。そして実は、この結婚が、私に産婦人科という科を選ばせることになったのです。

結婚してまもなく妻は妊娠したのですが、ある時、熊本市民病院にいる大学の先輩から電話があって「今から奥さんを大学病院に紹介する」と言うのです。最初の妊娠は「流産」でしたが、当時は超音波検査もないので、「胞状奇胎の疑いもある」と考えたのです。当時の胞状奇胎とはひどい場合には子宮がんと同じようになるもので、今よりはるかに恐ろしい病気でしたから、私は真っ青になって駆けつけました。

結局、胞状奇胎ではないことがはっきりして、その妊娠は流産に終わりました。でも妻の入院がきっかけで産婦人科の医局に顔を出すことになります。すると、医局の先生に誘われて飲みに連れて行ってもらう機会も増えてきます。

もともと私は内科系より外科系に行きたいとは思っていたのですが、産婦人科を選択肢の一つとして考えたことはなく、私が産婦人科医になったのは、まったくもって妻の妊娠がきっかけです。ただ、強く誘われたものの、熊本大学病院の産婦人科の医局には入りませんでした。私を後継ぎと考えていた伯母が、東京に帰って東京で医師としてやっていくことを強く望んだからです。

1日で23人生まれることもあった70年代の日赤医療センター

卒業時には長女も生まれていて、私は、妻と長女を連れて東京に帰ってきました。

そして、1976年（昭和51年）、現在の日本赤十字社医療センター（日赤医療センター）に就職しました。

日赤医療センターは、その少し前まで「日本赤十字社中央病院（日赤中央病院）」という名称でした。同じ敷地内には「日赤産院」という有名な産科専門施設がありました。今は売却されてガーデンヒルズが建っているところです。

その中央病院にも産婦人科があり、分娩件数は日赤産院の半分くらいでしたがお産を扱っていました。今の日赤医療センターは、私が就職する4年前の1972年、中央病院と日赤産院が合併してできたのです。こうした環境ですから、鉗子の扱いに長けた医師など本当にいろいろな先生がいました。

当時の小林隆院長はとても先進的かつ手術のうまい先生でずいぶんと教わりました。私はとてもいい時期に日赤に入ったと思います。分娩数は、いちばん多い時は年に3600件くらいと記憶しています。3000件以上ぐらいで推移した時代が長かったように思います。

だから、毎日、10人くらい生まれるんですよ。私が知り得る限りでは、最もよく生まれた日は、23件でした。その頃は、今のように個人情報に気を使う時代ではありませんでしたから、分娩室の入り口には母親の名前と赤ちゃんが生まれた時刻を書くボードがありました。それは18行あったのですが、足りないから、5行足して、23人の名前が書かれていました。

大晦日にはNHKの「ゆく年くる年」が毎年中継に来ていました。日赤医療センターに来れば、生まれたばかりの赤ちゃんが絶対に撮れるだろう、というわけです。私は大晦日に当直に入ることが多かったから、強く印象に残っています。たまたま、あまり生まれそうもない大晦日だったりすると、ちょっと心配したりもしました。

婦長、看護婦、医者、小使い

日赤というところは伝統的に看護師さん、助産師さんといった看護職が活躍してきた組織で「婦長、看護婦、医者、小使い」と言われていました。そういう上下関係になっているということです。「その下があるよ」と言われたりもしました。その、いちばん下の立場とは「研修医」です。

でも、その研修医の頃、私は助産師さんたちにはずいぶんといろいろなことを教えてもらいました。例えば、点滴の針を上手に刺すコツは、7割はいい血管を見つけることなんです。それができれば、あとはほぼ間違いなくうまくいきます。当時の日赤の助産師さんたちは、新米の医者ができないことは何かをよく知っていて、コツを上手に教えてくれました。

しかも、新米の医者が「僕は医者なのに、教わってばかりいる」と落ち込まないように「私たちは先生を馬鹿にしているのではないし、できないお医者さんだと思っているわけではないんですよ。先生は基礎的な勉強をしっかりなさってきたから、コツが分かれば、あっという間に私たちは追い越されてしまいます」などと言いながら教えてくれるんです。昔の助産師さんはたいしたものでした。

医療介入も、実際に行えるのは医師だけですが、助産師さんたちは、それが必要かどうかを的確に見抜く目がありました。例えば帝王切開のタイミングなども、助産師さんが「先生、もう限界だと思います」と言ってくると、たいていそのとおりになるのです。今のように機械が発達していない時代にはなおさらその観察力が大切でした。

医療というものは、経験値がものを言います。そこには、医師も助産師もないんですね。経験がある、たくさんのお産を診てきた人は、医師であれ助産師であれ、経験が浅い人より正確な判断ができます。

「教え・教えられる関係」がある組織は強い

職場の仲間意識も強かったですね。上の者は下の者に教えたいし、下も教わりたいと強く思っていました。

もっとも上の人から教わるのは、自分でも勉強しなくちゃだめなんですよ。10のことを教わってそのままだと、だんだん先細りになってしまいます。身に付かないわけです。だから10のことを教わったら、自分で20にも30にもしていかないと、新しいことは自分のものになりません。

教えるほうも、人に教えれば勉強になります。自分が10の知識を持っていたら、教えることで、それが12、13と増えて、より確かなものになるんです。そしてコミュニケーションができていれば、教えるということは決して面倒なことではありません。

そういう「教える・教えられる関係」ができている組織というのは、強いんです。昔の医局では、今より飲みながらのコミュニケーションが盛んでした。そういう時には、普段は聞けない失敗談などが聞けました。お酒の席で成功談しか話さない人もいますが、失敗談を話してもらえると、これはすごくためになるんです。

日赤時代は、すばらしい先輩に恵まれて、私は産婦人科医のさまざまな技術を習得し、磨いていくことができました。開業する前には、産婦人科医にとって最も難易度が高い手術とされている「広汎子宮全摘術」というがんの手術をやっていました。

クリニックでは、この手術が必要な患者さんを診ることはありません。でも、誰に言うわけでもありませんが、開業医であっても、この手術ができる医師になってから開業しているということは、私のひそかな誇りになっています。それを知ってか、私が開業するとき、同僚の医師から、この手術に使用していた器具をプレゼントされました。持針器とはさみが一体化した独特な物なのですが、今も大切に持っています。

私が日赤医療センターに勤務していた20年間は、技術革新も目覚ましく進んだ時代でした。

超音波は、日赤での導入はとても早かったのですが病院内には1台しかなかったし、当時の機械は「Aスコープ」といって波が見えるだけです。赤ちゃんの画像などは見られません。でも、やがて「Bスコープ」という胎児の画像が見えるものが出てきてからは、どんどん精度が上がっていきました。

ただ、機械が良くなっていくと、医療従事者が、それまでできていたことができなくなるという側面もあります。

最近は、医師も、助産師も、妊婦健診でお腹を手で触って胎児の位置を確かめたり、腹囲を測ったりしなくなりました。それは、超音波で見れば分かるからです。でも、あれは、コミュニケーションとしてはとても大事なことと思いますがね。

ラマーズ法とLDRルームで始まった「お産の意識革命」

1980年代に入ると「ラマーズ法」という言葉をよく耳にするようになりました。ラマーズ法は、呼吸法によって気を紛らわすことで陣痛の痛みを乗り越えます。そして、もう一つ、大きな特徴がありました。それは「夫の立会い」です。

私は、日赤という場にいましたから、お産というものは、産婦さんと助産師でやることだという出産観ができていました。お産の当事者とは、産婦さんと助産師でしょう、と。医師は、少し下がって、それを冷静に見ている立場です。なかに入ってしまうと何が起きているか見えなくなることがあるから、そのなかに入らない人間が必要なのです。

しかし、ラマーズ法の登場で、そこに家族が入ってきました。そのあたりから、夫が立ち会う出産が増え始めて、だんだん、珍しいことではなくなりました。

そしてある時、日赤に、分娩台のメーカーの協力で、ＬＤＲルームができることになりました。ＬＤＲとは、英語の「陣痛 Labor」「分娩 Delivery」「回復 Recovery」の頭文字を取ったもので、米国で始まった分娩室のシステムです。従来の病院出産では、この3つが別々の部屋で行われていて、産婦さんにとって部屋の移動は負担でした。また、それぞれに手術室を思わせるような医療機器が見えていて、一般の方にとっては緊張を感じてしまう環境でした。

しかしＬＤＲでは、すべて1室で行われ、しかも機械や酸素は壁や天井に隠すことができる仕組みになっていました。そしてベッドもインテリアも、まるでホテルのようでした。

「病院らしくない環境で、リラックスしながらお産ができる」と、ＬＤＲルームは評判になって、読売新聞社の取材も来ました。記事には「お産の意識革命」といわれているシステムだと書かれました。

お産は、それまでもっぱら医療側の利便性を考えて設備ややり方を決めてきました。ＬＤＲは、そこに産婦さんの「快適性」をプラスして考える時代の始まりと言えるでしょう。

私も、はじめは「機械は、隠しても、使うときはどうせ全部出してくるのだから、あまり違わないいんじゃないか」と思いましたが、「こういうことも考えなければならないのか」という気づきになったことは確かです。

１９９０年代は、助産院を中心に、英国から「アクティブバース」という考えが入ってきた時代でもありました。これは、陣痛期に本人が楽だと思う体位を取る「フリースタイル出産」が大きな特徴でした。日赤にも、助産院でアクティブバースを学んできた助産師がいてみんなにその方法を伝えました。

私は基本的に「お産のコツはリラックスすることに尽きる」と思ってきました。ですから、産婦さんがリラックスできることなら、それはとても重要なことだと思います。

そして、それによって安全性が損なわれないなら、また助産師が報告・連絡・相談ということをきちんとやってくれるなら、何をしてもいいと考えています。

私は「医師と助産師のどちらがお産の主導権を取るべきか？」と問う考え方も、しません。お産の当事者は産婦と助産師で、ラマーズ法によって夫がそこに加わったというのが私の見方です。医師はそれを見守る役目です。

それで自然出産できるなら、医師は、そばに立っているだけです。ただ、みんながそうなるわけではないから、正常範囲から逸脱しそうなときに、投薬や、医療的な処置で、軌道修正をします。それが必要かどうかの判断は下します。

それが私のお産に対する考え方ですが、それは、日赤時代に、自然にでき上がったものです。そして、これは開業することになっても変わることはありませんでした。

［第3章］

代官山時代
それは10人のスタッフから始まった

「安全な環境のもとでの自然分娩」という理念を掲げる

子ども時代に開業医の大変さを目の当たりにして「開業はしたくない」と思っていたのに、1996年、私は育良クリニックを開業しました。「病院ではできない仕事をしたい」というような、大層なことを考えたわけではありません。たまたま親しい同僚が開業することになり、一緒に物件を見ているうちに、彼のとても楽しそうな様子に刺激されてしまったのですから人生は分かりません。

開業に当たっては、一つの理念を掲げ、みんながそれに向けて努力できるようにすることが必要だと考えました。そしてふと浮かんだのが、私が日赤で学び、ずっとやってきたことを表した言葉でした。それが、育良クリニックがずっと唱え続けていくことになる「安全な環境のもとでの自然分娩」という言葉です。

育良クリニックのホームページには、今でも「出産に関わる医療理念」というページがあります。私は、その冒頭にこう書きました。

当院は妊娠・出産に関して一つの理念を掲げて診療を開始した診療所です。

医療理念

安全な環境のもとでの自然分娩
当院での自然分娩とは、「不必要な医療介入をせず、妊婦さん・ご家族が満足できる分娩」と考えております。

「不必要な医療介入」とは、病院都合の医療介入を行わないことです。

病院側の都合で早く生まれるようにと人工的な陣痛を起こしたり、全例に会陰切開を行ったり、医療処置が行いやすいように全員に分娩台での仰向けのお産を誘導する、等は行っておりません。

母子が安全な限り「待つお産」を行いますので、お母さんの主体性を大切にし、リラックスできる分娩体位（フリースタイル）を尊重しながら「母に備わっている産む力」と「赤ちゃんの持つ生まれようとする力」を最大限に引き出せるよう出産のプロである助産師がお手伝いいたします。

必要だと判断した時は、母児の安全を第一に考え医療介入が適宜行える体制をとっております。


自分が産科医として育った日赤医療センターの分娩が、一言で言えば、こういう感じだったのです。そして私は当時も今も、お産のやり方の「王道」はこれだと思っています。ですから、開業するから何か違ったことをやってやろうというような気持ちはさらさらなく、基本的には、これまでの流れに乗ったままやっていこうと思っていました。

そして、自分がこれから開業するクリニックは、この理念を共有できるスタッフと働き、共有できるご家族に来ていただいて、満足感の高い出産をしていただくところにしようと思いました。この理念が万人向きではないために人気産院にはなれないのなら、それでも構わない、などと当時は考えていました。

「周りに大病院が7つもある」と反対されて

とはいえ、やるからにはたくさんの方に来ていただきたいものです。また、開業してもすぐにつぶれてしまうようではいけません。

育良クリニックは、最初は、代官山でビルのワンフロアを借りて開業しましたが、実はここは専門家からは「立地条件が良くない」と言われていました。当時は、まだ出産施設が今よりたくさんあって、「周りに7つもお産をやっている大病院がある」というのが、その理由でした。

しかし、私はとても気に入っていたので、その声をおして契約しました。ビルの名前も「育良ビル」です。「育てる」「良い」と書いてあるのですから、これは産院を営むにはぴったりです。実は、育良クリニックの名前は、このビルからもらったのです。

そして「周りに7つも産むところがあるのなら、そこに来ている人が2人ずつここにしてくれるだけで分娩件数は月14件になるだろう」と言い放ちました。今考えますと、世間知らずというべきかもしれません。

また、当時は妊婦さんを対象にした「マタニティ誌」というものがたくさん出ていて、日赤によく取材に来ていました。立場上、私が対応していたので、やがて担当編集者さんたちと顔なじみになり、開業の時にはずいぶん助けていただきました。開業したあとも私のところによく取材に来てくれていたので、育良クリニックの存在が妊婦さんたちに早く知られたのは、マタニティ誌で取り上げてもらったことも大きかったと思います。

育良クリニックは、1996（平成8）年の3月12日に、8床の有床診療所として開院に漕ぎ着けました。はじめからどんどん妊婦さんが来るわけはないので、育良ビルのワンフロアの180坪は大き過ぎると思い「この半分を借りたい」と冗談を言ったのが今では夢のようです。

スタッフは私も入れて、わずか10人足らずでした。でも開業当初は、来てくれるのは、私が日赤で診ていた方くらいです。それも「やはり大病院で産みます」という方もいますから、新しいクリニックで私のもとで産みたいと思ってくださった方だけが来てくださいました。

厨房はまだなかったので、入院中の食事はすべてケータリングでした。妻が家で調理して、電車で運んでくれることもありました。妻はいろいろな面でクリニックの戦力となってくれました。

私と妻は4人の子どもを授かっていましたが、この頃には子どもたちはすでに大きくなっていたので、育児が大変な時期は終わっていました。それどころか、大学を卒業したばかりの長女や大学生の次女、高校生の三女は家族総出で手伝ってくれました。息子だけは医学部にいたので時間がありませんでしたが。

私は、日赤では夜間当直は月6回程度でしたが、開業してからは365日、1日24時間、診察室の奥で寝泊まりする生活になりました。家にはほとんど帰りません。

私のそんな生活を知った人は「大変ですね」と皆さん言いましたが、実際には、私は、その「覚悟」ができて開業していましたし、診ている妊婦さん全員が「自分のクリニックの自分の患者さん」なのでつらくはなかったのです。

日赤時代も楽だったわけではなく、日赤勤務以外にもアルバイトの当直を週に1回、土曜の夕方から月曜の朝までの日当直を月1回はしていましたから、朝から夜まで休めるのは月1日あるかないかでした。ちなみに当時は日曜日だけがお休みで、土曜日は半休でした。開業してからは通勤もしなくてよくなりましたので、その分仕事に打ち込むことができました。病院勤務で同じことをさせられたらかなりつらいと思いますが、人間、自分が決めて、腹をくくってやっていることは負担に感じないものです。

産科クリニックの質を決めるのは助産師

病院勤務の産科医が開業する場合、病院の助産師を1人くらい連れていくのはよくある話です。しかし、私は3人も実力ある助産師についてきてもらいました。産科クリニックの質を決めるのは助産師ですから、良いクリニックをオープンするためにはここは、譲れない条件でした。

そうして来てくれたのが、初期の育良クリニックを支えてくれた箕川あゆみさん、堀江由紀子さん、そして現在も最古参のスタッフとして活躍し続けている関麻理子さんです。

育良クリニックは、最初、専属の医療従事者は私とこの3人がいるだけでした。ただし、この3人はそれぞれ日赤で5年～10年やってきた仲間同士でしたから、「あ・うん」の呼吸で動けます。新しい組織ではあっても、やっているのは日赤医療センターという同じバックグラウンドを共有している者ばかりなので、混乱はありませんでした。

3人の助産師には、私のほうから声をかけ、承諾してもらえたわけですが、ここに来てからはずいぶん忙しい思いをさせたと思います。私は開業した当初は「開業はしたけれど、つぶれてしまうかもしれない」という思いがありました。「この3人に日赤医療センターを退職させてしまったけれど、クリニックがなくなってしまったらどうしよう」と思ったりもしました。だから今でも、この3人は、本当によく来てくれたと思います。

なにしろ、最初は医師が1人、助産師が3人しかいなかったわけで、ということは、みんな、ほとんどお休みがなかったということです。助産師も、3人しかいなかったときは、クリニックに常に2人はいてもらわなければならなかったので十分な休みは取ってもらえませんでした。

でも先日、箕川さん、堀江さん、関さんに集まってもらう機会があったのですが、私が「みんなが女性としていちばん輝いていた時代に、さんざん働かせてしまって、ごめんね」と言ったら、箕川さんは「私たちは、ここで輝いていたんですよ！」と言ってくれました。

箕川さんは、「君たちを信用しているから、僕のクリニックに来てくれたら、思うようなお産をやってくれていいよ。何かあったら僕が責任を取るから」と私が言ったので、そこにとても大きな魅力を感じて、ついてきてくれたそうです。

助産師という職業は、本来は「女性が本来持っている力を発揮してもらうにはどうしたらいいのだろう」と自ら考えながら、妊娠中、出産中、産後のお母さんに伴走する仕事なのですが、施設によっては、医師の指示で動くアシスタントのような仕事しかさせてもらえません。日赤ではそんなことはなく、助産師は大活躍していましたが、非常に大きな病院であるがゆえにできないことはいくつもありました。開業助産師になれば自分で考えて動くことはできますが、それも簡単にできることではないので、意欲的な助産師は悩むことも多いのです。

堀江さんも、大きな病院で働いてはいたけれど、知人が開業している助産院へ見学に行くなどして「いつかは、大病院以外のところで働いてみたい」と思っていたようです。

関さんには「大きな組織のなかにいると、いずれは管理職になって、会議が仕事の中心になってしまう。大好きな分娩業務から離れたくない」という気持ちがあったと聞いています。

お産を取った人が「担当助産師」になる

私が3人の助産師に「好きなようにしてほしい」と言ったのは、口先だけで言ったわけではなく本心でした。ですから3人娘の助産師たちは、次々に、助産師として「やりたい！」と思ってきたことを形にしていきました。

大病院で助産師がぶつかる問題の代表格が、どうしても「分業」になってしまうということです。1人の妊婦さんを妊娠中、出産、産後を通じてみていくことができないのです。でも育良クリニックでは、妊婦さんたちが外来に通っているときから顔見知りになり、家族の事情まで分かったうえで出産、産後までお付き合いすることができます。例えば、不安そうにしていた妊婦さんが、いろいろなピンチを助産師とともに乗り越え、自信に溢れたお母さんになってご家族とともに赤ちゃんを抱いて退院するのを見るのは助産師冥利なわけです。

ここで3人娘たちは、さらに「担当制」という仕組みをつくり出しました。お産を取った助産師が、そのお母さんの担当助産師になるという仕組みです。もちろん、どの助産師もすべてのお母さんをみますが、担当助産師は、入院中の勤務日にはそのお母さんの部屋を必ず訪ねますし、退院後に母乳の相談などで電話をしてくる場合も、担当者につなげてもらえば一から話をしないですみます。

当時は、日赤医療センターでもフリースタイル出産が始まって助産師たちの意欲が高まった時代です。浣腸や会陰切開などのルーチン処置も「本当に必要な人だけに行おう」と見直しを進めていたときだったので、育良クリニックでも見直しを続けました。「水中出産をしたい」という妊婦さんも現れて、3人娘は英語文献にもチャレンジして勉強し「では、やってみよう」ということになりました。

初めの数例は開業助産師の神谷さんに指導を仰ぎながらの手探りのチャレンジでした。開業当時の年齢は箕川さん29歳、堀江さん28歳、関さん31歳。みんな若くて、夢に溢れていました。そして、それにこたえるように、来てくれる妊婦さんの数もどんどん増えました。

初年度の分娩件数は、120人。「周りの7施設から2人ずつ妊婦さんにこちらへ来てもらう」という目標では140人になるはずでしたから、そこには少し届きませんでした。

それでもできたばかりの産科クリニックとしてはかなり多いほうだと思いますし、翌年は、この2倍の数の妊婦さんが来てくれました。

日赤医療センターからの支援

代官山は日赤医療センターまで車で15～20分くらいの距離ですから、日赤医療センターの人たちも、勤務の合間を縫って助っ人に来てくれました。一時期は、日赤の寮の浴室や廊下で、助産師さん同士が大っぴらに「あなた、次に育良クリニックに行くのはいつ？あなたが行かないなら私が行こうかしら」などという会話を交わしているということを知り合いの師長から聞いたりもしました。

もう時効ですから話せますが、バイトは禁止でしたが、みんなが私たちのために手伝ってくれており、それを上の人たちも黙認してくれていたのだと思います。

開業当時はパート勤務に来てくれる人の給料を私が計算することもあったのでよく覚えているのですが、実は初期の育良クリニックは、助っ人に来てくれる人を含めると、助産師の総数は大変な数でした。40人以上と記憶しています。みんなも「クリニックってどんなところだろう?」と興味があったのでしょうし、ここは元の同僚ばかりだから来やすかったのでしょう。そんなふうに、ごく初期の育良クリニックは、まるで日赤医療センターの分院かという様相を呈していました。

クリニックがどうなるか分からない綱渡りの時期を、日赤医療センターの元・同僚たちにこうして助けてもらえたのは本当にありがたいことでした。

新生児科からも、赤ちゃん担当として、与田仁志先生がクリニックへ定期的に来てくれることになっていました。私が開業前に声をかけたところ、二つ返事で承諾してくれたのです。与田先生は、自宅から日赤医療センターへ通う通り道に育良クリニックがあったので、勤務の前やあとに来て赤ちゃんを診てくれました。赤ちゃんを本当に大切にしてくれる与田先生は朝来て、夕方また来てくれることもありました。

私は、水中出産を始める時も、新生児にとっての安全性について新生児科医に相談したいと思って与田先生に聞いたところ「新生児は母体を離れても、水の中では皮膚が空気に触れないうちは呼吸をしないといわれています」と教えてくれました。そこで、私は水中出産を始める決心ができました。東邦大学に移って新生児学の教授になった今も、与田先生は育良クリニックの赤ちゃん担当医です。

日赤医療センターは、育良クリニックで扱えない妊婦さんを紹介し、緊急搬送の際にお願いする病院でもありましたが、近くにあったということがどんなにか心強かったかしれません。

育良クリニックで最初に経験したリスクの高い症例は「子癇発作」といって陣痛中のてんかんです。通常は、子癇発作を起こしたら帝王切開になることが多いのです。てんかんの発作を起こしたという報告があって私が跳んで行ったら、産婦さんは呼吸をしていません。そこで、すぐ呼吸を再開させ、手術台に乗せて内診したところ、赤ちゃんは、もう「ひっぱれば出る」という位置まで下がってきている状態です。さあ、そこからは「ぼやぼやしていると、2回目の発作が来るぞ！　その前に赤ちゃんを出そう！」と私も助産師も頑張り、赤ちゃんは無事に吸引分娩で生まれました。

あの時も、日赤でさまざまな非常事態をひととおり経験してきたメンバーだけあって、結束も固かったですし、私がいちいち指示を出さずともみんな的確な動きができていたと思います。その時、産婦さんのそばについていたご主人には「さすが日赤」と言っていただきました。

お産をやっていれば、危険な場面は免れません。その時、日赤に応援は頼めますが、日赤に産婦さんを運ばなければならないのでタイムラグが生じます。ですから、クリニックであっても、スタッフが緊急事態に強いことは大事なのです。ハイリスク妊娠が怖いとよくいわれますが、お産で本当に怖いのは「まったく正常に経過していた妊婦の急変」だということも肝に銘じておかなければなりません。

日赤時代からやりたかった「全室個室」と「家族入院」

私も、大きな病院ではどうしてもして差し上げられなかった、より細やかな、クリニックならではのケアを考えました。それが「安全、安心、居心地の良さ」というもう一つのキャッチフレーズになったのですが、育良クリニックならではのポイントは、その3つ目というわけです。

「安全」は、産院なら当たり前の話。そして「安心」は、日赤で20年間分娩をやってきた経験から、実力ある助産師さんに多数入職していただくことで達成できると分かっていました。そして「居心地の良さ」とは病院らしくない、リラックスしやすい雰囲気をつくることです。

私が、日赤ではどうしようもなかったけれどなんとかしてあげたいと思っていたのは「家族入院」です。日赤では、入院中のお母さんを上の子が訪ねてきたとき、帰り際によく泣きじゃくっていました。それを見て、赤ちゃんとお母さんを囲んで、上の子もお父さんも寝泊まりできるプライベートな空間があったらいいのに、とよく思っていたのです。

そこで育良クリニックは、「全室個室」にして、一部を家族入院ができる部屋としました。そして、家族の食事も準備できるようにしました。これは、経産婦さんにとても喜ばれました。個室で、家族で母子同室にして一緒に育児を覚えてもらうのです。私たちも、お父さんやご家族が育児を覚えてくれたら、家に帰っていただいたあとも安心です。

もっとも、家族がいることが、お母さんがゆっくり休めない結果につながってしまってはいけません。時々、家族入院のお母さんが、夜中に、赤ちゃんを抱いて廊下に出てきてしまうことがあります。聞けば「夫が仕事で疲れて寝ているのに、赤ちゃんが泣くと起こしてしまう」というのです。これは本末転倒というものです。

育良クリニックが都心に近いので「自宅より会社に近くて便利だ」と言う人もいます。部屋にノートパソコンを持ち込んで、仕事をしているお父さんもいます。確かに、仕事は大変です。でも、私たちが考える家族入院の目的は、家族で一緒に育児のスタートを切ることです。そこだけは、理解して利用していただいています。

家族が泊まれない部屋もありますが、個室であるというだけでも、マイペースで育児の練習ができるはずです。大部屋で母子同室にすると、やはり、「赤ちゃんが泣いてほかの方を起こしてしまうから」と言って廊下に出てくるお母さんがいます。大部屋では隣との仕切りはカーテン1枚ですから、誰かの赤ちゃんが泣いたら、どうしても部屋中に聞こえてしまいます。

もちろん、夜中に赤ちゃんが泣いてしまうのは大変なことですから、どんな部屋にいても、お母さんはへとへとになってしまうかもしれません。そんな時には、ナースステーションで赤ちゃんをお預かりして、お母さんにしばらく眠ってもらいます。でも、部屋にいるほかの人への気遣いから赤ちゃんが預けられてしまうのは、望ましいことではありません。母乳は、赤ちゃんが泣くたびに抱き上げ、授乳することの繰り返しによって少しずつ軌道にのっていくからです。

家族のような関係をイメージした「絆の会」

分娩件数は順調に増え、開業の翌年には初年度から倍増し、4年後には1000人目の赤ちゃんが生まれました。この頃から、最初は「広過ぎる」と思っていたワンフロアが手狭に感じられるようになってきて、ビルのほかの階に事務所や入院室、ホールなどを作り始めました。

育良クリニックは育良ビルの2階、4階、7階、8階に分散した形となり、ベッド数も開業7年目の2003年には開業当初の8床から17床にまで増えました。助産師の人数も増えて、2003年には18人を数えるまでになりました。

2001年には、開業5周年を記念して「絆の会」を作りました。これは、育良クリニックの医療理念を理解し、5年間支えてきてくれた方たちに何かお礼をしたいという思いから考えました。私は、日赤医療センターの20年の勤務のなかで良さが分かった「産婦と助産師が向かい合ってつくり上げるお産」は育良クリニックでも存分に実践して本当に良いものだと再確認できていたし、そのすばらしいお産を通じて知り合った人たちが、あたかも一つの家族のようにお付き合いしていく絆をイメージしました。

家族というものは、一般的な団体や組織のように目的や方向性をもっているわけではありません。それぞれがさまざまな政治観や宗教観を持ち、一歩外に出れば立場もさまざまです。でも、家族は、家族だというだけでともに喜んだり、悲しみがあれば心配をしたり、何かあれば手助けを惜しみません。だから、会として何を企画すべきかは会員に聞きながらやっていくことにして、まずは温かいつながりをつくりたいと考えました。

これまでに出産した方たちに会の発足を知らせたところ「子どもを産み終わり、育良クリニックと縁が切れたことを寂しいと感じていた」「育良クリニックで同じ頃に産んでいる方たちと同窓会がしたかった」「育良クリニックは母校のような存在」「育児をしていくうえでの悩みを話し合いたい」など会のスタートを歓迎する声がたくさん寄せられ、多くの方が入会してくれました。

『絆』というタイトルで2002年に会報の創刊号を出し、育良クリニックのスタッフの近況や、育児に役立つ情報、会員の方からの情報などを載せるようになりました。1ページ目には私が、最後のページには妻が、その時々に感じている事を会員の方へのお手紙のように書きました。

ホールを使って、会員のお母さんたちが有志によるクリスマス会や同窓会を開催する光景も増えていきました。それを「何年何月生まれが大集合しました」と会報に報告を載せると、ほかの方もやりたくなります。アレンジは育良クリニックのスタッフがお手伝いしました。

クリスマス会では、私はサンタ・クロース役をやって、育良クリニック生まれの子どもたちと遊びます。赤ちゃんを連れて出掛け、何の気兼ねもなく授乳しながら遊べるところは限られていますし、お産の思い出があるところに帰ってくるのは、皆さん楽しいようです。

会員の方が飲食店を経営している場合は、育良クリニックの忘年会などで利用させていただきました。そして、その時に撮った写真やお店の案内を会報に載せました。

妊婦さん・ご家族と私たちは、数あるなかで育良クリニックを選んでいただき、地理的条件や経済的条件なども見合って初めて出会うことができます。これはただならぬ縁だとしか言いようがない、と私は思います。

教えられた手紙

私たちはお母さんから手紙をいただき、教えていただくこともあります。育良クリニックでは、生まれた赤ちゃんが1歳になったときにお誕生日のお祝いカードをお送りしていますが、ある時、ダウン症のあるお子さんを持つお母さんから、お礼の手紙をいただきました。そこには、発達がゆっくりなお子さんを家族皆さんでかわいがっているご様子が描かれ「障害児の親になってしか味わえない幸せもあるのだということを知った」と書かれていました。そして、私たちへの願いも書かれていました。

「もし、これから障害のある赤ちゃんが生まれてきたら健常な赤ちゃんと同じように『おめでとう』と声をかけてほしい」というのです。このお母さんが出産されたとき、育良クリニックのスタッフたちは笑顔で「おめでとう」と言ったそうです。それが、このお母さんはとてもうれしくて、「あの時間があったから、その後の育児に楽しく向き合ってこられた」と書いていました。お母さんは、自分のあとに障害を持つ赤ちゃんを産んだお母さんにもそうあってほしいと願われていたのです。

子どもに障害があると、お母さんは「自分は赤ちゃんが生まれてうれしいのに、ほかの人はどう思うのだろう」ということがとても気になって、苦しくなるのだそうです。このお手紙は『絆』の会報で紹介させていただきました。

人の心に「愛」や「思いやり」を芽生えさせ、そして育むのは「家族」「家庭」だと私は思います。言い換えればお母さんの愛情が太陽の光のように降り注ぐなか、育った子には愛や思いやりが育つのではないでしょうか。もちろんお母さんの愛が独りよがりの愛であってはなりませんが。

そうであれば、私たちの仕事は、その「愛」の始まりをサポートできる幸せな仕事なのです。どんなに大変なお産であったとしても、満足のいく出産としてお母さん、お父さんの心にお産の思い出を残していただくのが出産施設の役目です。そして産後は、赤ちゃんとの絆をしっかりと築いていっていただくためにゆったりと過ごせる入院環境を整えることが大事です。

そして、そんな環境を作るには、部屋や設備も大事ですが、いちばん大切なのは助産師のケアです。他院には見られない助産師の担当制も、愛がいっぱいあるご家族を増やすために役立っているのではないかと思います。

「産科医療の危機」が叫ばれるようになった

開業後、助産師は新しい人がどんどん入ってくれましたが、医師のほうはなかなか常勤医師が見つかりませんでした。幸い、日赤医療センターやそのほかの施設から知人の医師が非常勤のマンパワーとしては力になってくれました。少子化傾向のなかで育良クリニックの分娩件数は右肩上がりで増え続け、それはありがたいことでした。でも、安全な環境を維持するためには複数の常勤医師が必要でした。

そんななか、開業から8年経った2004年、降ってわいたように、山本みのり先生という子育て中の女医さんが常勤で来てくれることになりました。山本先生はお子さんが小さかったので当直はお願いせず、毎晩、診察室の奥で眠るという私の生活スタイルは変わりませんでしたが。

それでも、翌年の春は目黒川のさくらを、心にゆとりをもって、眺めることができたように思います。開業から数えると、10回目のさくらでした。はじめのうちはお産が少なくてゆっくり散策していましたが、忙しくなると、気がつけばさくらは散っていたという年が続き、そして、スタッフの充実とともに、またゆっくりと散策ができるようになりました。

振り返ると、開業してから9年間が経過していました。「正直、少し疲れたな」と思うようにもなっていました。開業してから東京を離れたのは、父の葬儀のために2日、納骨に1日だけ群馬県に行ったのみでした。

そこで、この10年は育良クリニックのなかをどうするかということばかり考えてきましたが、これからは、育良クリニックが社会のためにすべきことも少し考えていきたいという気持ちになりました。

そんななか、育良クリニックが開業10周年を迎えた2006年は、日本の産科医にとって衝撃的な年となりました。ある病院でお母さんが亡くなり、その方の帝王切開の執刀をした産科医が、手錠をかけられて逮捕されたのです。

誠心誠意を尽くしても、結果が悪ければ場合によっては訴えられてしまうのが医療の現実です。なかでも産婦人科は、医療訴訟が多いことで知られ、だから産科医は、やり甲斐は大きいのに、若手医師に不人気な科になっているのです。しかも、今回は刑事責任を問われたのです。犯罪者と同じやり方で逮捕されたということは前代未聞であり、その、あまりにもひどいやり方に、日本中の産婦人科医が本気で怒りを感じました。

産科医はもともと不足しており産科医療の将来は困難が予想されていましたが、この事件を機に、全国でこの病院のような、産婦人科医の人数が少ない病院での分娩取り扱いはどんどんなくなっていきました。そして産婦人科医の集約化が進み、遠くまで産みに行かなければならない妊婦さんが増えて、マスコミでは「お産難民」という言葉が使われるようになりました。

これに続いて起きてきたのが「看護師内診問題」です。事実上これまで黙認されてきた看護師による内診が、厚生労働省医政局看護課課長の通達によって突然に明らかな違法行為であると明言され、内診を行わせてきた神奈川県の病院が起訴されました。

育良クリニックには助産師がたくさんいるので看護師に内診をしてもらう必要性はまったくありませんが、こういうクリニックは全国的に見てもかなり特殊でした。中小規模のクリニックでは、ほとんどのスタッフが看護師であり、助産師はとても少ないのが普通でした。そういうところは、まして医師が1人のところであれば、看護師が内診をできないとなれば存続の危機です。「助産師を雇えばいいのに」と思う方が多いでしょうがなかなか中小の施設には、助産師は来てくれませんでした。

続いて、2008年には、緊急搬送を受け入れる病院がなかなか見つからなかったための痛ましい事件が連続して起きて、「たらいまわし」とマスコミから強く非難されました。これはその後の搬送システムの改善につながりましたが、一方では、断った病院にももっともな理由がありました。受け入れられなかった方々のなかには、妊娠中に、どこにもかかっていない妊婦さんがいたことです。何の検査も受けていないということは、危険な感染症をもっている可能性があるということです。そうした妊婦さんの分娩を扱える病院は、実際にはわずかしかないと思います。

こうした背景から「産科医療の危機についてコメントが欲しい」といった取材依頼が急に増えて、この時期は、自然に、外に向かった活動をすることになりました。

苦楽をともにしてきたメンバーたちの退職

この頃は、育良クリニックにとってとても重要な、設立時のメンバーや意欲的な助産師たちの退職がたまたま続いた時期でもありました。意欲溢れる女性は、育良クリニックでひととおりのことを学び、次のステップに進むために退職となることがしばしばです。残念ですが、彼女たちが新しいステージで成功することを祈りつつ、私は、人が何度入れ替わっても、新しい人が育良クリニックの精神を引き継ぎ、一貫して育良クリニックらしいお産を続けていけるように人を育て続けていくしかありません。

特に私ががっかりしてしまったのは、やはり開設時からのメンバーの退職が相次いだことです。その1人、マネージャーの佐々木さんは何につけても私の相談相手になってくれて、職員と私の橋渡しをしてくれる人でもありました。佐々木さんは以前からリフレクソロジーに関心を持っていて、その道に専念することになりました。

そして「3人娘」の1人で、師長をしてもらってきた箕川さんが、ついに退職となってしまいました。老々介護で大変なお母さんを助けるための、やむを得ない退職でした。苦楽をともにし、どんな時にも私を理解し、支えてくれた箕川さんがいなくなってしまうと、私はしばらく落ち込みましたが、それでも、育良クリニックを支援してくださる方のことを思って、気持ちを前向きにしていきました。

あまりにも退職が続いたので「育良クリニックに何かあったのですか?」「大丈夫なのですか?」というご心配をいただきました。でも、幸いなことに、新しい助産師軍団がいました。箕川さんが、退職をぎりぎりまで延ばして、育ててくれた助産師たちです。彼女たちも頼もしくなっていたので、クリニックの業務は滞りなく続けることができました。

翌年には、新たな常勤医として、瀧澤慎先生が入職してくれました。常勤医は3人になりました。しかし、それはつかの間の事で、山本先生が数カ月後に退職し、再び医師数は元のように2人となりました。

院内助産院より強い「4つの目、4つの手」で守る出産

2009年、フジテレビの『とくダネ!』という番組で「特捜エクスプレス・助産師の力」と題し、育良クリニックの助産師の働き方が紹介されました。私たちが日赤時代から

変わらずやってきた助産師中心のお産は、まさしく「産科医が少ないなら、どうやってお産を支えればいいのか？」という問いに対する答えでもあったからです。実力のある助産師が多数いて活躍してくれれば、産科医は、本当に医師しかできない仕事だけをしていればよいのです。

育良クリニックにはいろいろな医師がよそから来て当直をしてくれますが、「ここの当直は楽だ」という声が聞こえてきます。「助産師が優秀だから、まかせられる」と言うのです。

多分にお世辞も入っているかもしれませんが、ベテランの先生ほどそう言ってくれます。当時、育良クリニックには常勤の産科医が2人しかいませんでしたが、年間750件もの分娩件数をこなしていました。年間750件といえば、病院でも、これだけの分娩を扱っているところは多くありません。私たちは、ごくローリスクの妊娠だけを扱うようなこともしていません。取材に来た医療ジャーナリストの伊藤隼也さんは、この点に注目してくれて「今まさに求められていることをずっと行っているクリニックがあることに驚いた」という意味の言葉で番組を締めくくっています。

ただ、私は、助産師がいくら優秀だとしても、助産師だけでお産を取り扱い、医師が立ち会わない「院内助産院」と呼ばれる方式にはあまり賛成できません。それは、前述のように、お産には、半歩引いた立ち位置から冷静にお産を見ている医師の存在も必要だと思うからです。このスタイルは、私たちにとってははじめから自然にやってきたことだし、日赤で身に付けた「お産の王道」ともいうべきやり方です。

育良クリニックでは、産婦さんが入院してくれれば、医師と助産師とは常に連絡を取り合っています。見た目は、特に途中までは院内助産院に限りなく近いスタイルですが、赤ちゃんがまもなく生まれるという時期には、医師は必ず立ち会います。

育良クリニックの評判を美容院で聞いた人がいて、美容師さんが、私のことを「お産の時、立っているだけの先生だけどね」と言ったそうです。それを聞いた私は思わず「立っているだけじゃないよ」と言いました。そして、その時は「座っていることもあるよ」などと言って笑っていただきましたが、実際は、産科医はそんな時、真剣に経過を見ているのです。助産師を信頼していないわけではありません。渦中にいる人間は目の前のこと、赤ちゃんを出すことに集中して周りが見えないこともあります。夢中になっているものなのです。だからこそ、冷静に心拍を確認し、血圧計を見たりしながら成り行きを見守り、冷静に判断する人間も必要なのです。「4つの目、4つの手」がいいのです。

どうしても、出産のクライマックスでは、危険度もいちばん高くなります。赤ちゃんが出ていくときは、陣痛が最高潮に達して、痛みも猛烈になります。そうすると、お母さんが呼吸を忘れてしまうことが多いのです。すると赤ちゃんに酸素が行かなくなり、それだけで心音が下がってしまう。そうしたときに、会陰切開を入れたり、吸引分娩で赤ちゃんを出したりできるのは医師しかいないわけです。「何かあったら、その時点で医師を呼びましょう」ということでは、その分、処置が遅れます。そしてその分、赤ちゃんは不利益を被ることになります。

いちばん多い介入は、ぐったりした、具合が悪い状態で生まれてきた赤ちゃんの蘇生、そしてお母さんが産後に起こす大出血への対応です。こうしたことにすぐかかるには、医療従事者は1人、2人ではなく、最低3人は分娩室にいることです。だから、何の心配もなさそうなお産でも、育良クリニックは、助産師2人と医者1人の最低3人は分娩に立ち会っています。

そして、何かあれば、医師も助産師もさらに1人、2人、3人と院内や自宅から跳んできます。私はスタッフには「できるだけ近所に住んでください」と頼んでいます。でも、このあたりは家賃が高いから、近居してくれる人には、家賃の自己負担が郊外と同じくらいになるように「近居手当」を出しています。こういう考え方をしているので、育良クリニックは、どんなに人が減っても、私がいる限りは、院内助産院はやらないでしょう。

傲慢と言われても、「信頼し合える方」のお産だけを引き受けたい

周囲に産めるところが減ったためなのか、たびたびメディアの取材に応じていたからなのか分かりませんが、分娩件数の増加は止まらず、だんだんに分娩制限が必要な状況になってきました。せっかく来てくださる妊婦さんをお断りしなければならないのは、こちらもつらいのですが、安全性を担保するためには仕方がありません。

先着順の分娩制限はトラブルを増やしました。月の前半と後半に分けて予定日が決まった人から入れていったのですが、それでは予定日が決まるまで通っていた人が入れなくなることがあります。

患者さんとのトラブルというものは、続くことがあります。私たちも、すべての方に喜んでいただける仕事をしているわけではなく、ご不満を感じさせてしまうこともしばしばです。お怒りは、私が聞いてもっともだと思えば私も反省し、スタッフにもよく伝えて改善を図れます。ただ、どう考えても、そう思えない場合があります。

その時は、「こちらも至らない点があるかと思いますが、それでは、ご自分に合ったほかの産院を探していただきたいと思います」と言うこともあります。患者と医療機関は相性の問題もありますし、幸い、この周辺は「ここしか産むところがない」という地域ではありません。東京23区内には、出産できる施設はたくさんあります。ホームページにも、「信頼関係を築くことが困難となった患者様の通院・分娩予約は、辞退させていただきます」と明記してあります。

育良クリニックは公的な病院ではないので「客商売だろう」と言われてしまうこともあります。日赤医療センターに対しては、そういうふうに言ってくる人はいませんでした。例えば、こちらが医学的に必要だと考えるから奨める検査であっても、「儲けたいから奨めているんだろう」と決め付けてくる方がいます。それは、残念ですが、事実です。そういう方とは、お互いに、信頼し合うことは難しいので、私は率直に「他院での出産をおすすめします」と申し上げるのです。

信頼関係が結べていないと、同じことでも、それは怒りになってしまうのです。そこで無理をすると、医療従事者は、結構ストレスを抱えてしまうものなのです。だから私は、診療行為以外のところで疲弊したくはないし、私の大事なスタッフたちにも、そういう思いをさせたくありません。

「選ぶ」ということは、まずは妊婦さんが私たちを選んでくださるわけですから、私たちは「選んでいただける産院」を目指します。でも「来られた方は誰でも診ます」とは言わずに、ここでは、私たちもケアの対象を選ぶということをしているのです。それは「信頼関係を結べる人だけに私たちのエネルギーを集中させたいから」です。そうしなければ、私たちが考えるお産はできないというのが、私の、考え抜いた末の結論です。

お産は、なにしろ命がけの行為です。

そういう行為を引き受けるには、命を預けてくださる方と力を合わせてやっていける信頼関係がいります。こちらも神さまでも仏さまでもない、感情を持った人間ですから、人間関係は大切にしたいのです。信頼関係がないと、人は悪いほうに、悪いほうに考えてしまうのではないでしょうか。ですから、「偉そうなところだ」と、非難されることを覚悟のうえで、私は信頼関係が結べる人との仕事に集中していくことに決めたのです。

とはいえ、育良クリニックで産みたいと言って来てくださる方は増える一方でした。そして、もちろん、ほとんどの方は、ぜひここで産んでいただきたい、信頼関係がつくれるご家族です。そうした方たちに、もうベッドがないからという理由で「お断り」をするのは私たちも心苦しく、もっと広いビルに移転することを考えるようになりました。

その時、話があったのが、育良ビルから徒歩圏内にあり、中目黒駅前の再開発で建築中のビル「アトラスタワー」でした。

育良クリニックを支えた人たち①

与田仁志先生（東邦大学医療センター大森病院総合周産期母子医療センターセンター長／東邦大学新生児学講座教授／育良スタッフ小児科）

育良は私が「子育て」を学んだところ

「師匠」の頼みを引き受ける

浦野先生は産科、僕は小児科（新生児科）で科は違いますが、僕は「新生児科医は生まれてから診療に登場するのではなく、生まれる前からかかわるべきだ」とずっと思ってきました。ですから、お母さんのお腹にいるときから子ども（胎児）が診られるように、浦野先生に超音波検査を教えてもらったんですね。医者になって3年目の時に、日赤医療センターに入ってきたばかりの新しい超音波検査機の使い方を、浦野先生に初歩から教えてもらったのです。

その後、僕は胎児の心臓病を見つけて出生後に治療することが専門になっていきますが、元はといえば、僕と超音波検査のかかわりは浦野先生から教えていただいたことに始まっています。浦野先生は僕にとって超音波診断の師匠なのです。

浦野先生が日赤をやめて開業するときに「新生児の診察を手伝ってほしい」と言われました。師匠には頭が上がりませんから（笑）、その場でお引き受けしました。ちょうどクリニックができる代官山は立地条件も良く、僕が車で家から日赤へ通勤する道の途中にあったのです。とても便利なので、代官山にクリニックがあるときは、朝晩2回新生児診察に行っていました。土曜日は日赤が休みでしたので、育良に1日中いて乳児健診をしていました。

新生児科医が産院にいる意味

お産を扱うクリニックに新生児科医がいると、いろいろなことができます。

例えば「NICU（新出児集中治療室）に入院させるほどではないけれど、ちょっと点滴をしておいたら安心だな」と思われる赤ちゃんが生まれることがあります。そうすると、僕が点滴の針を入れて、あとは助産師さんたちが観察をするのです。新生児はとても血管が細いので産科の先生や助産師さんが点滴を入れることはできませんが、僕がそこさえやっておけば、あとは育良のスタッフでできるのです。

帝王切開のあと、助産師さんが、妊娠中から少し心配があった赤ちゃんを「与田先生、診てください」と連れてくることもあります。そういう時は、まれではあるけれど、これは日赤などの大きな病院に連れて行くべき赤ちゃんだと分かったりします。例えば、羊水は胎児のおしっこが大部分を占めているのですが、助産師さんが「お母さんの羊水がどうも多かったんですよね」と言って連れてきた赤ちゃんがいました。その食道にチューブを入れてみたら、途中で止まってしまったことがありました。食道閉鎖があったわけです。こういう時も、新生児科医がいれば、必要な処置を早く開始することができます。生まれつきの心臓病を生後間もなく発見できるのも分娩施設で診察できるからです。それで一命を取り留めた赤ちゃんが多数います。そういうふうにして自分の診察技術も上達したように思います。

NICUでは学べないこと

そして、僕も育良から学ぶものがたくさんあるのです。医師になってすぐに日赤のNICU勤務へ突入してしまった僕は、重症な病気があったり、早産になったりした赤ちゃんしか診たことがありませんでした。新生児科医というものは健康な赤ちゃんを意外と知らないのです。ですから実は、僕は育良の乳児健診では、健康な赤ちゃんについて勉強させてもらいました。

また、健康な赤ちゃんでも、お母さんたちにはいろいろ困っていることがあります。育児は「赤ちゃんがげっぷをしない」「泣かれるとどうしたらいいのか分からない」など、誰もがぶつかる悩みがあります。子育てをしているお母さんのそうした「基本的な悩み」にこたえるにはどうしたらいいのかも学びました。一般の小児科医なら誰でも知っていることを、NICUで重症の赤ちゃんばかり診ている新生児科医は知らなかったりするんですよ。

そんな生活でしたから、30代後半と若かったからでもありますが、当時はものすごく長時間働いていて、娘には、結婚式のスピーチで「お父さんはほとんど家にいませんでした」と言われてしまいました。

でも、育良の仕事は僕にとって楽しいものでした。分娩件数が増えてきて、乳児健診の赤ちゃんも増えてくると「すごいなあ。だんだん軌道に乗ってきたなあ」「成功したんだなあ」と感じ始めます。開業当初は「浦野先生、開業してしまったけれど大丈夫なのかな」と内心思っていたのですが、そうやって、始まりから自分が参加したクリニックが少しずつ発展していくのを見るのは楽しかったですね。

忙しいのは浦野先生も同じでした。当時の浦野先生はクリニックで毎日寝泊まりする生活でした。でも、クリニックではご家族も頑張っていらっしゃるし、僕も自分の子どもを育良に連れてくることがありました。その娘も今は小児科医になって、育良の乳児健診を僕の代打で手伝うこともあります。

代官山の頃は、診察が終わってビルの非常階段へ一休みしに行くと、そこに浦野先生がいたりするんです。そんな時には、子どもの進学の悩みなどをお互いに話し合ったものです。

家庭的な雰囲気で働けたのは、浦野先生の奥さまの柔らかな雰囲気がそうさせてくれたような気もします。育良全体に「おもてなし」の精神が根づいているのは奥さまの存在があるからだと思うのです。奥さまは「与田先生の乳児健診はお母さまたちが楽しみにしていらっしゃいます」「与田先生のおかげでリピーターの方が増えています」などと言ってくれるので、お世辞と分かっていても、そういうことを言われると診察に行くのが楽しくなりますよね。そんなことをしているうちに、僕と浦野先生とはいつしか家族ぐるみのお付き合いになりました。

お腹の中から始まる小児科医の仕事

やがてクリニックは代官山から中目黒に移りました。

実は、僕に東邦大学の教授選の話が来たのも、ちょうどその頃だったのです。日赤も建て替えて新病院となり、ずっと日赤のNICUにいるつもりだった僕は迷いましたが、その時「そのチャンスは、思い切ってつかまなくちゃだめだ」と背中を押してくれたのは、ほかでもない浦野先生でした。

僕は大田区大森の東邦大学に通勤するようになり、育良も中目黒に移転しましたので、僕は通勤の途中にちょっと育良に寄るということができなくなりました。でも、土曜日の乳児健診は続けて、ほかの日の診察は日赤や東邦大学の後輩たちに頼みました。

その体制は今も変わりません。今の育良には日赤を引退した先生も来ていて、僕の日赤時代の上司であった川上義先生も来ています。予防注射外来もできていて、育良の小児科はますます充実してきていると思います。

日本は全出生の半数を産科クリニックが担っていて、その役割はとても大きいものがありますが、小規模施設が昼夜を問わずに始まるお産に対応するのは大変なことです。クリニックには大病院にはない「おもてなし」の心があって妊婦さんたちのニーズは大きいのですが、クリニック側としては、これから先もずっとお産を担い続けていくのはそんなに簡単なことではないと思います。

育良は、そのなかで「稀有な成功例」です。浦野先生が長年、日赤にいたのは大きなことですし、また、ご家族の協力の賜物でもあるでしょう。

すべてのクリニックが育良のように小児科医と深く関われているわけではなく、産科の先生だけで診察をしているところもたくさんあります。2017年日本新生児成育医学会で調査したところ、日本の分娩施設全体から見ると、小児科医がまったく来ていないところは37％と約4割を占めました。一方、クリニックの占める割合は55％ですから、小児科医が入っている施設も一定数存在するようです。小児科医が出産施設にもっと入っていけば、クリニックはもっと頑張れるのではないかと思います。

小児科医にとっても、クリニックの仕事は、お腹の赤ちゃん、出産直後の赤ちゃんを診て、健康な子どもとお母さんから子育ての基本を学ぶことができていい体験になるのです。僕も、NICUしか知らない頃の自分を思い出すと、育良に来て小児科医として、人間として視野が広がりましたね。教授になった今も育良クリニックには心から感謝しています。

育良クリニックを支えた人たち②

医師が信頼してくれたからこそ生まれた響き合う関係

林（旧姓・箕川）あゆみさん（東京労災病院産婦人科病棟師長／元・育良クリニック師長）

医師もモップを持って

育良には思い入れがたっぷりあります。

開業してからしばらくは本当に人がいなかったので、お産が終わったあとの後片付けもその場にいる人みんなでやりました。浦野先生もモップを持って、私たちと一緒に床を拭いていました。大変でしたけれど、そこには「みんなで一緒にこのクリニックを作っていこう」という一体感があって懐かしく思い出されます。

育良ができる前、日赤の分娩室で働きながら「もっと妊婦さんとしっかりかかわってみたい」と思っていた私は「助産師の君たちがやりたいことをやっていい」という浦野先生の一言を聞いて心が動き、育良クリニックへスターティング・メンバーとして入職することを決めました。

その時代は、妊婦さんが自分はどういうお産をしたいかを考える「バース・プラン」という概念ができた頃です。そのなかで、私も、できるだけ妊婦さんのプランをかなえてあげられる助産師になりたいし、かつ、それが医学的に安全かどうかの「見極め」もできる実力を持ちたいと思っていました。

日赤も、自由な姿勢で出産する「フリースタイル出産」を導入するなど、従来の医師主導のお産から妊婦さんや家族を中心に据えたお産へと発想を変えていく改革が始まりかけていました。

お産を取ったお母さんには、また会いたくなる

しかし、日赤では、出産前の人と出産後の人では別の病棟となっていて、フロアも異なっていました。大きな病院では、助産業務はどうしても分業体制に

なってしまうのです。そして妊娠中のかかわりも、ほとんど持つことができず、初対面の方の赤ちゃんを取り上げさせていただくことになります。

そして、分娩で一生懸命にかかわっても、産み終わると、その人は別の病棟に行ってしまいます。様子を見に行きたくとも、自分の病棟が忙しいと、なかなか行けません。私は、産後の状態も知りたいとよく思っていました。特に難産だった人は、元気で育児が始められているのかどうかがとても気になります。自分をとても慕ってくれた産婦さんのところにも、顔を出したくなるものです。

お母さんのほうも、お産を取った助産師にはもう一度会いたいと思ってくださるようなのです。ですから、退院の時に、分娩室のある病棟にも退院の挨拶に来てくれる方もいましたが、その時にその助産師がちょうどいるとは限らないですよね。

大きな病院では、この「陣痛が始まってから、その産婦さんに初めてお会いする」という形は普通です。これは、助産師になりたての頃は技術的なことで頭が一杯なので気にならなかったのですが、少し経験を積んだ助産師は「このままで、自分は助産師として自分のケアを発展させていけるのだろうか」と悩むようになるのですね。やはり、その方の普段の性格や考え方、ご家族との関係などがほとんど分からないままお産につくわけですから、寄り添いという点では難しいんですね。

いちばん良いのは、妊娠中から知り合ってお産に臨み、産後、退院後もみさせていただくことで、それは助産師にとって実はとても大切なところだと思うのです。

担当助産師制度から生まれる強いつながり

育良に来てから、浦野先生は本当にいろいろな判断を助産師にまかせてくれたので、私たちはさまざまなことにチャレンジしました。

関係がずっと続くケアをしっかりやりたいという思いは「担当助産師制」を「助産師外来」と組み合わせていく形を生みました。

妊娠中は、助産師は「助産師外来」に出て、総当たりですべての妊婦さんを診ることにしました。そして、出産の時に当たった人が、その後の行程でそのお母さんの担当者になることにしました。これはみんなで必死に考え出したやり方というわけではなく、自然にそういう形ができていったのです。

そして、分娩・産後・退院後のケアを担当した助産師は、そのお母さんが次の妊娠をしたとき、再び指名してもよいことにしました。その場合、今度は妊娠中から担当者として寄り添わせていただきました。リピートのお母さんとの関係は特別なもので、独立助産師や昔のお産婆さんとほとんど変わらないものだったと思います。

時にはどうしても私が行けない日がありましたが、その日に陣痛が来そうなお母さんに「お母さん、この日には産まないで」などと冗談交じりに話すと、お母さんも「分かった！　産みません。お腹の子によく言いきかせます」などと返してくるわけです。そして、本当に、そんな関係ができたときは、私が来られる日に赤ちゃんは生まれてくるものなのです。

水中出産の始まりはポータブル浴槽

育良では開設当初から産婦さん本人が自分が楽な姿勢を探しながら産むフリースタイル出産をしていて、「いずれは水中出産の希望も出るだろう」と思われたのでその準備もしました。どんなものが必要なのか、安全管理はどうするのかなど勉強しなければならないことは山のようにありました。育良には私と関さん、堀江さんの3人が日赤から来て最初の常勤助産師となり「3人娘」といわれましたが、初期の育良は、暇さえあれば3人で一緒に勉強をしていたような気がします。

最初の水中出産は、まだどれだけの需要があるか分かりませんでしたから、ポータブルの浴槽を海外から購入して行いました。浴槽に敷くビニール製の使い捨てシートがついていました。代官山には分娩室は二つしかありませんでしたが、水中出産の希望者が出産するときは、一つの分娩室でそれを助産師が組み立てました。お湯はバケツで汲んできて入れるしかなく、陣痛の進みが早いとみんな総出でバケツ・リレーです。

今は日赤にも浴槽のある分娩室が登場していますが、当時はまだ一部の助産院で行われている程度だったと思います。浦野先生は、最初は「本当に大丈夫なのか」と言っていましたが、文献にも当たっていることを伝えましたし、小児科の与田先生にも相談できました。結局、最終的には、先生は私たちを信じてくれるのです。いつも、そうでした。

そして、信頼してもらっているということが、私たちの中で「信頼にこたえたい」「成果を上げたい」という気持ちに変わっていくのです。私たちは、そんな響き合う関係をもって、仕事ができていたと思います。

実力がついていくという実感

体力的には、開設当時は助産師数が少なかったので大変でした。夜勤を挟んで丸2日くらい勤務が続くこともよくありました。

でも、キャリアがどんどんアップしているという感覚は持てていました。産婦さんを継続してみるようになると、アセスメント能力は上がりましたね。お産で内診をしなくても、行動や声のトーン、身体に触ったときの熱さや熱い位置などで子宮口がどれくらい開いているかがだいたい分かるようになりました。

また、私たちは絶えず助産師同士でケアについて話していました。例えば、分娩が一つ終わったあと、お昼の休憩時間などには、みんなでよくお産を振返っていました。「昨晩のお産で、こういうことをしたら大きな効果があったんですよ！」と、自分が発見したことを話し合うわけです。すると、それを聞いた助産師は、すぐに自分もやってみるのです。

産後のかかわりは、学びに満ちていました。上のお子さんが赤ちゃんをどう受け入れていくかといったことは、お母さんの日々の生活のなかでは重要なことだと思いますが、大病院でお産だけをやっている助産師にはそこを学ぶ機会はありませんでした。でも、たくさんのご家族に長く関われるケアをして育児も分かってくると、上のお子さんの事で悩んでいるお母さんにも「大丈夫ですよ」と言ってあげられるようになりました。

私は、育良は、祖母の介護のために退職しました。そして、祖母を見送ったあとは東京労災病院で病棟師長として復職し、院内助産院を立ち上げました。今は病院という大きな組織のなかで、若い助産師たちにフリースタイル出産を伝えています。そこを通じて、助産師にとって、情熱や向上心を持ち、お母さんとしっかり関わることはいかに大切かを体感してもらいたいと考えています。

［第4章］

体制——
理念を守るための仕組みづくり

クリニックの全部門が総力を挙げて成し遂げた移転

２００９年10月16日、育良クリニックは、中目黒駅前に建ったばかりの高層ビル「アトラスタワー」の４階、５階に移転しました。元のビルから歩いて数分の場所です。新しいビルですから、建築中はたくさんの人が作業に携わってにょきにょきと高くなっていく様子を毎日見ることができ、「いよいよだな」「ここに入ったら、立派な箱に負けていると言われないようにいい仕事をしよう」と思っていたものです。

開業したての代官山のクリニックは、１８０坪に8床のベッドと3人の常勤助産師、総勢でも10人足らずのスタッフで始めましたが、13年の間に６０００人を超える赤ちゃんが生まれました。年間分娩件数は１０００件に届くようになっていました。元のビルの中で増床して最後には３５０坪、20床のクリニックとなってはいましたが、月によっては分娩予約があっという間に埋まってしまっていました。

たくさんの人たちが「育良で産みたい」と言ってきてくださるのは、とてもありがたいことです。ですから、移転でベッド数を増やすことにより、心から育良での出産を望んでくださる方をお断りしないようにしたかったのです。代官山では、月70件のお産を扱うのが精一杯でしたが、中目黒では100件くらいまでお受けすることができるようになる見通しでした。

幸い移転は、みんなでやり遂げることができました。開設の時はほとんど私一人で業者との交渉をこなしましたが、今回は当時の主任助産師の内山さんと実娘であるマネージャーの充弥子が中心になってやってくれました。

設計事務所との話し合いには助産師も参加し、意見を言ってもらいました。そのため、妊婦さんといちばん深く接している助産師ならではのきめ細やかなプランを立てることができ、また、彼女たちが働きやすい環境を整えることができたと思います。こういうことも、医師と助産師が「4つの目、4つの手」で支えるチーム医療の土台を固めることにつながります。

そのほかの職員もなんらかの形で、誰もが移転のための話し合いに参加しています。

移転を機に、さまざまな新しい部署もできました。例えば「コンシェルジュ」は、入院フロアへ面会に来た方の案内、外来終了後の電話対応、さまざまな書類の作成、入院患者の食事の注文などを担当しています。「パラメディカル部門」は、医師の診察の介助、物品の請求、診察終了時の片付けなどを行います。こうした仕事は、以前は助産師がやっていました。それらを分業体制にして、助産師には、助産師にしかできない仕事に集中してもらうようにしました。そのほかに「受付」「リネン」そして「鍼灸師」といった職種も育良にはいます。食事を委託していた給食会社の「育清フーズ」も子会社化し、より入院患者の視点に立った食事を提供できるようにしました。

こうしたさまざまな職種の力が結集されて、新しいクリニックの形が決まっていきました。育良は理念を掲げたクリニックであり、それを目指して歩いていくことにおいては医師も、助産師も、ほかの職種も同じだからです。

移転の前日には内覧会を開いて、関係者や「絆の会」のお母さんたちに多数来ていただきました。そして移転の日当日となりましたが、産科業には「休み」というものはありません。外来は休めても、お産は365日24時間待ってくれないからです。

そこで朝9時までのお産は代官山で、それ以降のお産は新病院でやろうと計画を立てました。急患があったときはどうするかといったこともすべて話し合って当日を迎えました。

幸い、移転の日にお産はありませんでした。

産院が消えていく時代の拡張

移転当時、全国的に見ると、産科医療はますます厳しさを増していました。育良に来る方が増えた背景には、実は、分娩取り扱い施設が減っているということもあったのです。私たちは、閉鎖していく施設が多いなかで、時代の流れと逆に、クリニックを大きくしたのでした。

移転の少し前に、週刊誌『AERA』の取材を受けたのですが、東京でも出産できるところが減っているという記事でした。地方における分娩施設の減少はすでに深刻化していましたが、東京のような大都市でもお産できる場所を見つけるのに一苦労するということを取り上げた記事でした。

確かに、多くの診療所が「募集しても助産師が来ない」「緊急事態が起きたときの母体搬送先に頭を悩ます」「常勤医、非常勤医の不足」「医療紛争など妊産婦や家族とのトラブル」といったことが理由で分娩の取り扱いをやめています。

取材を受けるなかで、私は、育良クリニックは、まだ恵まれているほうなのだと思いました。育良も、まだまだ人は足りないけれど、それは育良の手厚いケアを続けていくためのマンパワーが欲しいという意味です。お産を続けていくことができないというレベルの人手不足ではありません。

搬送についても、日赤医療センターとのつながりがあるのでほかのところのような心配はしないですんでいました。また、実は分娩中に緊急事態が起きて母体搬送が必要になるような事態は、代官山時代に一度もありませんでした。私たち自身の緊急事態に対応する力も、決して小さくないのです。

移転の少し前、緊急帝王切開が続いていたときがありました。その時、私は育良クリニックの助産師と医師のチームプレーが実にしっかりできていることに深い感慨を覚えました。

一つの緊急帝王切開では、帝王切開をするという決定から赤ちゃんを出すまでに18分しかかかっていませんでした。その妊婦さんの入院時刻からも28分しか経っていません。

しかも、それは最も人手が少なくなる深夜の緊急帝王切開でした。産婦さんは夜中の2

時0分に入院。対応した夜勤の助産師2人が危険な状態にあるとすぐに判断し、当直医が「常位胎盤早期剥離」と診断して緊急帝王切開を決定したのが2時10分。そして私と2人の助産師が院外から駆けつけて手術を開始し、赤ちゃんを取り出したのが2時28分でした。

常位胎盤早期剥離とは、生まれる前に胎盤がはがれてしまうことです。母子双方の命に関わり、怖い産科異常の代表的なものと言えます。

帝王切開を行うには、基本的に医師が2人必要です。育良の夜勤医師は1人しかいませんが、緊急帝王切開の際は、クリニックのすぐ近くに住んでいる私が駆けつけ、直ちに手術を開始します。また助産師も、入職の際に、できるだけ近所に住んでもらうように頼んでいますのですぐに駆けつけてくれる助産師が常にいる状態です。

産科の世界では、手術決定から赤ちゃんを出すまでの時間が30分以内であれば緊急事態に対応できる施設だといわれるので、夜中に18分で赤ちゃんが出せたことはすばらしかったといえるでしょう。

こうした「チームの力」があればこそ、育良クリニックは、クリニックでありながらハイリスク妊娠にも対応することができるのです。そうでなければ、お産をやめるところまではいかなくても「ローリスク妊娠の妊婦さんのみを受け入れる」といった制限が必要になっていくでしょう。

私はこの頃日本経済新聞の取材も受けましたが、それは「高齢初産の妊婦は分娩できる場所が減っている」というテーマでした。高齢初産はハイリスク妊娠だから受診を断られてしまう傾向があると聞くが、本当にそうなっているのかどうか検証しているとのことでした。残念ながら、分娩を続けるだけでも大変で、そうならざるを得ない施設は実際にあるようです。

このように優秀なスタッフに恵まれ、周囲からの支援もいただける恵まれた状況にある私たちは、これからますます頑張らなければならないと思いました。

年齢やリスクにこだわらず、質の高いケアを提供したい

産科施設は、余裕がなくなってくると、どうしてもお母さんと赤ちゃんの命を危険にさらさないだけで精一杯になってしまい、産む方の納得や満足感までは考えられない状況になってしまいます。しかし育良では、助産師たちが、移転を機に、もっとリラックスして

出産できるような分娩室を作りました。産む方の要望に、もっとこたえようとしたのです。それが、水中出産の設備も備えた「アクティブバース室」でした。水中出産は、代官山でもプールを持ち込んでやっていましたが、中目黒では初めてバスタブを備え付けたのです。この水中出産用プールでは、育良のマネージャーでもある私の娘も水中出産をしましたが、とても良かったそうです。

また、昔の日本のお産で使われていた「安産綱」も設置しました。これは、天井から長い布が垂れていて、産婦さんがそれにつかまって産むというものです。陣痛が強くなると、何かにつかまることで痛みを逃そうとする人が多いのですが、昔は家の梁に綱をかけ、それにすがるようにつかまって産んだ人が多かったそうです。助産院や自然出産に力を入れている産院では、この方法を再発見して実践しているところが少なくありません。

どのようにして陣痛の痛みを逃し、どんなふうに赤ちゃんを迎えたいかということは、産むご本人が助産師と決めていくことだというのが私の考えですから、これらはすべて助産師が決めたことです。危険性がなく、法的な問題もない限り、私はそれに口出しをすることはしません。

このアクティブバース室ができて、育良のお産は部屋の選択肢がとても多彩になりました。代官山にも和室の入院室はあり、そこに入る人は、希望があり、経過が良ければ分娩室に産みに行かなくてもいいことになっていました。和室の畳の上で、お産ができたのです。中目黒でも、同様の分娩ができる和室も7室作りました。そして、部屋のベッドで産める広い洋室（LDR室）も2部屋に増やしました。それらに加えて、アクティブバース室も使えるというわけです。

育良は、もともと高齢妊娠の方が多いクリニックですが、私たちは、40代の妊婦さんが来ても、その人が正常な経過をたどっていれば、アクティブバース室を使ったり、水中出産をしたりしていただいてかまわないと思っています。よほど高い年齢の方でない限り、私たちは、年齢だけで出産のリスクがすごく高くなるとは思いません。

育良クリニックも、リスクの高い人に「うちでのご出産はすすめられません」と申し上げることはあります。新生児科の先生の診察は毎日あるものの、早産や病気の赤ちゃんを治療するユニット「NICU」は育良にないので、生まれたあとに赤ちゃんがNICUに入院する可能性が高いと妊娠中から分かった場合は転院をしていただきます。また、お母さんに心臓病などの持病があると、その病気を診てくれる他科の先生がいる病院で出産されたほうがいい場合もあります。

でも育良は、リスクや年齢で妊婦さんをお断りすることはかなり少ないほうだと思います。そして、医学的危険性と違法性がない限りはご本人の希望を尊重し、「私はこんなふうにわが子を迎えたい」という希望を述べていただいてかまわないのが育良のお産スタイルなのです。

高齢妊娠で気をつけるべきこと

高齢出産だけであれば取り立ててハイリスクとはとらえていないということを前章で述べましたが、高齢妊娠には、強みもあります。おしなべて、若い方より精神的に安定していて、経済力がある方が多いようです。豊かな人生経験は、出産に活きてきます。

育良にはハイリスク妊娠と判断される妊婦さんがたくさん通っていますが、その方たちは妊娠高血圧症候群であったり、胎盤の位置が違う「前置胎盤」であったり、早産の可能性が高かったりと、いろいろな医学的理由があるからそう判断しているのです。そのなかには、若いハイリスク妊婦さんもたくさんいます。

とはいえ、やっぱり年齢が高くなれば体力も落ちますし、いわゆる生活習慣病が増える年齢になっていますから妊娠高血圧症候群などに気をつけることが必要です。糖尿病も同じですが、こうした病気は体質的なものがあって、かかりやすい方は年齢が高くなると病気が出てくるわけです。それが、妊娠して身体の負担が大きくなったことで、前倒しになって出てくることがあります。

しかし、生まれてしまうと身体の負担がなくなるので治る人がほとんどです。でも、その「お年頃」になると、必ずと言っていいほど再発するので、私は「あなたは、もう少し先になったら注意しなさいよ」とよく言っています。妊娠中に高血圧や糖尿病があった人は、出産後も定期検診や生活習慣病予防の心掛けは欠かせません。

妊娠高血圧症候群は、妊娠後期に急激に上がるタイプが特に怖いのです。子癇を起こしたり、胎盤の早期剥離を起こしたりする可能性が高くなりますし、脳卒中を起こす人もいます。高齢出産をする人は、自宅に血圧計を持っていたほうがいいと思います。

妊婦さんの血圧のコントロールは難しいのです。「血圧は低いほうがいい」と思ってしまいがちですが、産婦人科医は、そんなことはとても言えません。妊婦さんの高血圧は下げればいいというものではないんです。妊娠高血圧症候群というものは、一つの病気には違いないのですが、身体の防御反応の面も持っています。なんらかの理由で胎盤の血流が悪くなってしまうと、赤ちゃんに酸素や栄養を送るために、母体が血圧を高くしていると私は考えています。実際に、妊婦さんの血圧を下げ過ぎてしまうと胎内死亡を起こすことさえあります。だから血圧を下げるとき、我々産科医は慎重にならざるを得ません。

そして高齢の妊婦さんは、仕事に追われている傾向があります。だから、こちらは「あまり無理をしたら、余計に職場に迷惑をかけることになりかねませんよ」という言い方をして、なんとか、ご自分の身体とお腹の子を大事にしてもらおうとします。「もうすぐ産休だから、それまで頑張ります」と言っていた人が、徹夜仕事をやってしまって救急車で運び込まれてきたこともありました。胎盤早期剥離でした。そうした、とても怖いことが起きた実例をお話しして、安静が必要な人を説得することもあります。

新型出生前診断（NIPT）は、手厚いサポートが必要

高齢妊娠では赤ちゃんの染色体異常の発生率も上がるので、出生前検査を受ける人も増えています。私は、検査を受けるかどうかは医師ではなくご本人が決めることという考えを持っていますので、希望される方には羊水検査やクアトロテストを実施しています。

出生前検査についてはいろいろな意見の先生がいらして、クアトロテストは擬陽性が多いから良くないという意見もあります。私も、新型出生前診断（NIPT）をもっと安く受けられるようにして、クアトロテストと置き換えられたらいいと思います。ただNIPTは、クアトロテストよりずっと正確ですが、羊水検査のような確定検査ではありません。実際には陰性なのに、陽性と出てしまう赤ちゃんもいます。ですから、現状では、何週間もはらはらしながら待って、羊水が増えてから、羊水検査を受けなければなりません。そうなると、検査前後のサポートを、羊水検査以上に手厚くしてあげなければなりません。

陽性の赤ちゃんがみんな人工妊娠中絶の対象になるとは思いませんが、擬陽性の赤ちゃんが、羊水検査をすることなく中絶されるのは防がないといけません。実際に、今も、ほ

かの施設でＮＩＰＴを受けて陽性だった人が、羊水検査をしていないけれど早く中絶したいと言って来られることがあります。育良ではそういったことはお断りしますが、羊水検査をすることなくＮＩＰＴの結果だけで中絶を行う施設もあることでしょう。こうしたことを考えると、遺伝カウンセラーや臨床遺伝専門医に育良のチーム医療に入っていただきたいと思っています。

出生前診断は、受けようかどうか迷っている人もたくさんいます。ある妊婦さんは筋腫があって、羊水検査の予約をした日にたまたまそこが痛み、検査を延期することにしました。そうしたら数日後に「実は、あれから考えて受けないことにしました」という連絡が入りました。それはそれで良いと思います。

迷いに迷って「受けない」という結論に至った人に、ダウン症の赤ちゃんが生まれてきたこともありました。でも、おそらく最初で最後の子になると思われる方で、私は、その方はそれで良かったのではないかと思いました。何歳であっても、受けなくてはいけないという検査ではありません。ただ、心配な人は心配なものなのです。そうした気持ちをずっと持ちながら妊娠生活を送るのも不安なものです。結局はご夫婦で決めるほかないのですが、そういう方の心のケアももっと充実させたいと考えています。

再びの分娩予約制限

実は、移転後は分娩制限をしなくてすんだかというと、そんなことはありませんでした。しばらくはお産が増え続けたからです。育良は常勤助産師の数は20人前後で推移しほかの産院に比べれば圧倒的に多いのですが、それでも仕事の量に助産師数が追いつかなくなっていきました。

頼もしい助産師さんにたくさん入っていただきたいと思うのですが、なかなかそういう方が見つかりません。

育良クリニックに注目してくださる助産師さんは多いようなのですが、いざ実際にいらして、ここの仕事を知ると「大変そうだ」と思い、二の足を踏む方が多いようです。お産がたくさんあるのに育良では職員一人ひとりがお母さんたちに喜んでもらおうと丁寧に対応しています。そうしたやり方は、確かに手間暇がかかります。

つまり育良は、助産師の感想では、ほかの産院と比べると業務量が多いということにな

ります し、勉強しなければならないこともたくさんあります。「医師主導」ではなく「助産師主導」でやっていくということは、助産師が医師に頼りっきりではいられないということです。自分で判断しなければならないことが多いので、自信や、そこにつながる努力というものが必要です。育良の助産師は、助産師ならだれでも務まるわけではないのです。

育良クリニックは、代官山で誕生した当初は、助産師たちがもっと自信をもっていましたし、努力を厭いませんでした。そして、「このクリニックでなら、助産師としてやりたかったことが何でもできる」という喜びが院内に溢れていました。一人ひとりのお母さんに手をかけ心をかけるお産は、私が「そうしてくれ」と強要したわけではなく、助産師たちが自ら打ち出してきたポリシーでした。

当時は、アクティブバースも水中出産も新鮮な考えで、毎日がチャレンジであり、みんながわくわくした気持ちで育良のお産スタイルをつくっていきました。それで自分たちの仕事が大変になるかどうかということは、あまり考えなかったのです。そうした質の高いものは、実はつくることよりも、維持していくことのほうがずっと大変なのかもしれません。

助産師たちも世代が移り、考え方も少しずつ変わっていきます。今でも育良の助産師たちは、勤務時間が終わっても後輩の指導や良いケアのために長く院内にとどまることがしばしばです。ミーティングや緊急事態のシミュレーションも、時間外に行うのが普通です。でも今は、仕事一点張りではなく、当たり前と言えば当たり前ですがプライベートライフも大切にする人が増え、シミュレーションは外来をお休みにして行うことも増えました。それでも若い世代からは、もっと余裕をもって働きたいという声がやみません。

つまり、開設からしばらくの急成長期を支えた助産師たちの頑張りは、他施設にはない育良の魅力をつくり出したのですが、今は、それが難しくなっています。普通の産院でいいでしょう、という考えでやっていたら、こんな苦労はないのですが。

とはいえ、育良クリニックの出産はお母さんたちからはとても喜んでいただいています。それは、やはり今も手をかけてお母さんたちのケアをしているからです。育良の評判が高い一つの大きな要素になっていることを、今さら変えることは到底できません。

そうであれば育良のスタイルはそのままにして、分娩件数と外来の患者さんの数を制限せざるを得ません。クリニックがこれらを減らそうと思ったときに最も手っ取り早い方法は料金の値上げのようです。実際、そのようにしている産院も見掛けます。

でも、育良はもともと分娩料がほかの産院より高いほうでした。部屋によって違いますが、だいたい70万円から100万円ほどです。今でも、これが払える金額ぎりぎりだという方は少なくないでしょう。値上げをすればそうした方が育良で産めなくなってしまいます。

そこで、再び分娩件数を制限し始めました。やり方としては私が初診の妊婦さんと「面談」をして、その方のお産への思い、育良を選んでくださった理由をお聞きし、医学的なリスクを考慮しました。そして1カ月あたり1割から2割の方をお断りしました。私は、言ってみれば、「恨まれ役」でした。

経営者として考えたこと

それでも私は、今後も育良を守っていかなければならない、と思っていました。育良のお産のあり方を支持してくださるお母さんたちを大事にしたいと思いながらも、私は、手間暇をかけたケアを頑張ってくれている助産師たちを疲弊させないようにしなければならなかったのです。

分娩の制限は、産む場所が決まらないのですから、妊婦さんたちにとってはどれだけ不安なことかと思います。ですからマスコミは「お産難民」という言葉まで作りました。でも、それは、医療従事者にとっては、自分たちが倒れずに医療を続けるための「闘い」なのです。職員の過労や過密労働は、間違いが起きるもとで、医療の安全性を脅かすものでもあります。ですから、これは安全のための闘いでもありました。

特に、移転の翌年である2010年の11月は分娩件数が多く、月111件となり、これは今振り返ってみても育良で最もお産が多かった月となりました。この増加には職員の間から「不安を覚える」という声が出てきました。

そこで私は、分娩予約数の上限を代官山の時よりもさらに少ない数に設定したのです。

新病院になってどんどん分娩件数が増えたという事実は、育良はこれからさらに大きく飛躍するんだという予感を抱かせてくれるうれしい事実でもありました。育良は開設以来、ずっと右肩上がりの成長を続けてきたのです。そもそも新病院は、来てくださる妊婦さんにお断りをするのが申し訳ないから、移転したのです。

しかし、新病院に移転した意味がなくなっても分娩予約数を削減したのは、「このままでは事故が起きるのでは」と私自身も直感したからにほかなりません。たとえ一時的に一歩退いたとしても、間違いさえ起こさなければ、飛躍はいつでもできると考えました。

そして、再び分娩制限をしなければならなくなったのは、経営者としての私の至らなさだと思いました。ドラッカーは、マネージメントとは「組織をして成果を上げさせるための道具・機能・機関」であると言っていて、その課題として「組織に特有の目的と使命を知る」「仕事の生産性を上げて、働く人を活かす」「社会的責任を全うする」という3つのことを挙げています。

最初のことについては、育良は開設当初から「安全な環境のもとでの自然分娩」という理念に基づいてやってきましたから、実践できていると思います。

しかし2番目については、十分な努力をしてきたとは言えない気がしました。医療はもともと生産性を上げづらいものです。しかし、生産性を無視していいということはありません。仕事は、職員一人ひとりが仕事を合理化し、メリハリをつけて働くからこそ可能になります。組織としては、より良いシステムを構築することによって、同じ労力でより大きな効果をもたらすこともできるはずです。

そうすれば、３番目の「社会的責任」も、もっと果たすことができるでしょう。分娩件数を抑えているだけでは、産み場所がどんどん減っていく今日、社会的責任を果たすことができません。

そこで当時副師長だった内山さんを中心に業務の見直しをしてもらい、もっとみんなが楽にできる方法があればどんどん取り入れてもらうことにしました。

助産師の発案でスタートしたユニークな3つのクラス

中目黒では、助産師の発案でいくつかの新しい出産準備クラスがスタートしました。その一つが、助産師が産婦役を演じてフリースタイル出産を見せる「産むぞクラス」です。これは妊娠34週以降の分娩が迫ってきた妊婦さんを対象にしていて、今村（星野）さんという助産師さんが２０１２年に作りました。

家にいるときに陣痛が来て、入院して、赤ちゃんが生まれるのですが、そのあいまに産婦さんと助産師の間で交わされる会話はたいへんリアルです。助産師が助産師役と産婦役

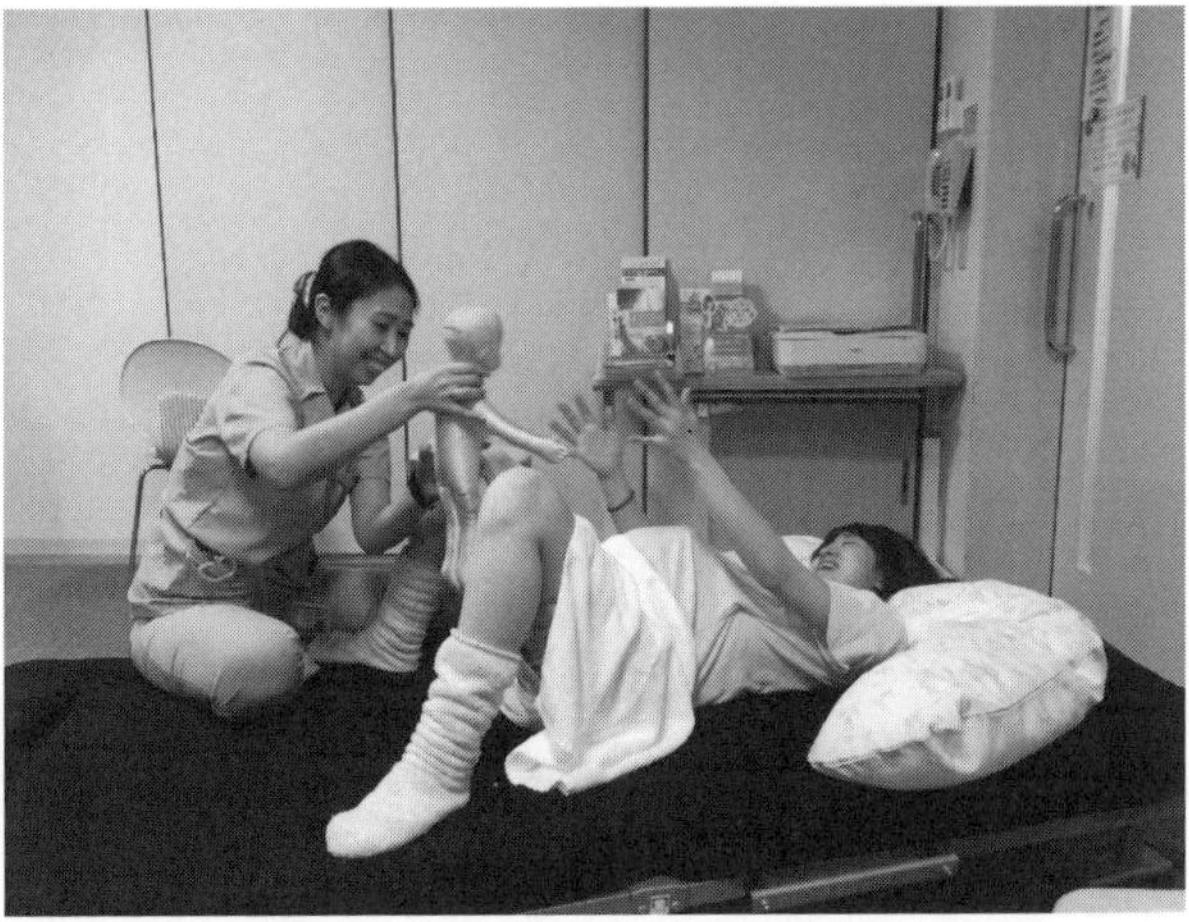

をやるのです。この劇を見ておけば、初めて出産をする人も落ちついて産むことができるというわけです。育良には、もともと臨月になったら受けることになっている「いくら倶楽部」というクラスがありました。お産の「知識」のほうは、こちらで学べます。それとは別に、こちらは五感でお産を感じるクラスとなっています。

もう一つは、フランス人の医師（産婦人科医ではないのですが）・ヨガ指導者のベルナデット・ド・ガスケ先生が開発した「ガスケアプローチ」のクラスです。これは妊娠・出産で損傷しやすい骨盤底筋を守るために、身体の使い方やエクササイズを学ぶものです。

骨盤底筋の損傷による尿失禁や子宮脱は、これまで、子どもを産んだらある程度仕方がないことだと考えられてきました。しかし、理論に基づいたガスケ先生のエクササイズを正しく行えば、それは避けられるということが分かりました。

中心になったのは、内山助産師です。内山さんは、母校の日赤看護大学の講習会で学んだことをきっかけに、この方法にのめり込み、パリで指導者の資格を取得しました。そしてほかのスタッフたちも、内山さんに刺激を受けて、この方法を学ぶようになりました。

ガスケ先生はたびたび来日されて日本国内でも講義を行っていますが、2013年夏には育良クリニックに来ていただいてスタッフのために2クール講義と実習を行っていただきました。ガスケ先生の講義は3日間が1クールで、15人以下の少数クラスで行われました。この講義は私をはじめ育良の医師たちも受講しましたが、骨盤を中心にして人体を見つめた解剖学的解説はすばらしく「目からうろことは、まさにこのこと」と思える内容でした。

ガスケアプローチには、分娩時にどんな姿勢を取れば骨盤底筋へのダメージや産後に起きてくる内臓の下垂を防げるかという教えもありましたので、私たちはさっそく、分娩に取り入れました。ダメージが少ない姿勢は、赤ちゃんが出やすい姿勢でもあるので、安産にもつながります。

講義の合間を縫って、ガスケ先生は育良クリニックの中を視察されましたが「トレビアン」を連発してくださいました。そして「ここはガスケアプローチを実践する準備がすべて整っている」と言っていただきました。

その年の夏には、内山さんが、育良クリニックのなかでクラスをスタートさせてくれました。妊娠中の方のクラスと産後のクラスがありますが、お母さんたちからは、妊娠につきものと思われてきた頻尿、尿失禁、便秘などが改善したという声が寄せられたいへん好評です。実はガスケアプローチは、男性にも役立ちます。男性にも骨盤底筋はありますし、内臓の下垂もあるからです。

一つの医療施設のなかで、職員がみんなガスケアプローチを学んでいる施設は、日本にはほとんどありません。このことは誇りに思ってよいと思いますし、このケアをきちんと実践して広めていく責任もあります。アクティブバースができる病院や、分娩台を使わずに和室を使う出産施設は、育良を始めた頃に比べるとだいぶ増えてきました。でも、ガスケアプローチを取り入れているところは、まだほとんどない状態です。

出産の前に母乳育児とはどんなものかを教えてもらえる「おっぱいクラス」も、母乳外来を開設している廣野助産師から提案があったので立ち上げました。母乳はあげたくても思うように出なくて悩む方が一定数いるのですが、妊娠中から知識を持っていたらトラブルの予防や心の準備になります。このクラスでは母乳のメリットの説明から始まり、母乳は産んだだけでは出なくて繰り返し授乳する必要があること、予想されるトラブルと対処法などが学べて、産んでから「こんなはずではなかった」と思わないですみます。

マネージャーが発案した「産院選びクラス」

「産院選びクラス」も中目黒に来てから始めたユニークなクラスです。これは、マネージャーで次女の充弥子の発案で始めたものです。

以前は、私がすべての初診を必ず担当しており、その際、妊婦さんに「産み場所と一口に言ってもね、それぞれ違うんですよ」という話を毎回やっていました。当院のポリシーの説明です。それを充弥子が後ろで聞いていて、この話は「一対一で話さなくても、集まって聞いてもらえればいい」と言ってくれたのです。

産院にマネージャーという立場の人間がいるところは少ないと思います。しかし、産院のサービスとして何が必要で、どうしたらそれを円滑に行えるか考えるということは、それはそれで一つの重要な業務です。医療従事者が、医療従事者の発想で、医業に追われながらやるだけでは限界があります。充弥子は育良の職員になる前に民間企業で働いていた経験も活かしながら、医療従事者にはない視点で業務改善に取り組んでくれています。

育良の創成期と比べ今の初診は、みんなが育良の方針を理解して、「ここで産みたい」と思っていらしているわけではありません。初めての妊娠でここの医療理念を理解することは難しいことでしょう。なんとなく「駅から近くて便利」と思って来たり、「知人からいいと聞いたので、いちおう来てみました」という方が多いのです。

そういう方に、ここは理念を共有できる方が産んでいただく場所だということを説明するわけです。その前提として、そもそも日本にはどんな産院があり、どんなお産が選べるのかについて知識を持っている必要がありますから、話はそこから始まります。

日本には、建物を見て大きいと、「大きな病院だから安心だ」と思う妊婦さんがたくさんいます。でも、ふたをあけてみたら、ここより医師や助産師の数が少ない病院も少なからずあります。だから育良は、ハイリスク妊娠にもかなり対応しているクリニックということになります。

また、日本では伝統的に、医師中心のお産をしているところが多いのです。でも、当院では助産師中心のお産をしています。こうしたことを知れば、育良が特色ある施設だということが分かっていただけると思います。一人ひとりの方にほかではしないところまで手をかけるなら、そういうお産の良さを理解し、ぜひ、そういうお産がしたいと思う人だけに対象を絞らせていただいて仕事をしたいと考えているのです。

このクラスはＶＴＲを作成して流す形になりました。いろいろな産院、産み方の説明があったあと、育良のお産について説明をします。そのあとで院長と理事長が出てきて話をするという構成です。

ＶＴＲのあとは、希望者の方は院内ツアーに参加して、入院する部屋や分娩室などを見学することができます。私たちは少しでもたくさんの人に来てもらいたいとは思いません。

当院を選んでくださるなら、分かってから選んでいただきたいのです。

医学的な正当性がない要望は折り合わない

このように、ある程度育良の特徴を知っていただいたうえで当院を利用していただきます。そのうえで、個々のご要望をお聞きしています。一般的な希望はどんどん言っていただいていいのです。特にお産の要望は、助産師としっかり話し合っていただいて決めればいいのです。しかし「行き過ぎだ」「わがままだ」と思うご希望があったときは、私が面談をします。助産師だけにまかせることはありません。

例えば「K2シロップを飲ませたくない」とはじめから言ってくる方が外来にいらした場合、私はたぶん、「ほかをお探しください」と言ってお断りします。これは赤ちゃんが生まれたら、入院中、退院時、1カ月健診と3回飲ませるシロップなのですが、とても恐ろしい赤ちゃんの脳出血を予防する効果があります。

脳出血を起こす赤ちゃんは確かに少ないですが、飲むことに対するデメリットはありません。「添加物が入っているから良くない」といったあいまいなことを言う方もいるようですが、脳出血が起きたときの深刻さを思えば、私ならわが子にはぜひ飲ませたいと思います。なぜ飲ませてはいけないのか私には理解ができません。

でも、時々、お産が終わった時点で、突然、そういう要望を述べる人が出るのです。その場合は説明を聞いてもらいますが、それでも、どうしても納得できないのなら、一筆書いていただいて飲ませないことにします。でも、妊娠中にそう言ってこられたら「それなら、飲ませないことに賛同してくださるところで産んだほうがいいですね」と言って転院をお願いします。相手の意見を拒み続けながらお付き合いを続けるのは、お互いに疲弊しますから避けるべきでしょう。

「医学的に正当性がないと思うことはしない」ということは、言うまでもない、至極当たり前のことです。でも「何が正当なことなのか」について、妊婦さんの信念と私の信念が合わないこともあります。それは、たいていは話し合いのなかで折り合いをつけられます。ほとんどの方は、話をしていくうちに、ネットに書いてある誰か分からない人の声や、きちんとした知識がない人たちの声に惑わされていたと気づいてくださいます。でも、それができないこともあります。

育良は、本来は、医学的に危険でなければあれをしてはいけない、これをしてはいけないということはありませんし、こちらの価値観を、産む方に押しつけようとは思いません。母乳育児も、希望をお聞きしています。ここでは母乳率は結構高いですし、世界保健機関（WHO）とユニセフが示している「母乳育児成功のための10カ条」を見ると大方守っています。助産師による、妊娠中から母乳のやり方が学べるクラスもあってたいへん好評です。

でも、私たちは「何を選ぶかはあなたの責任ですよ」という考え方ですから、ミルクをあげたいという人には、それに合わせた指導をします。何を大事にするかは、みんな違うのです。

経営が難しい「産後ケア」

まだとても珍しかった「産後ケア施設」も作りました。代官山のビルがあいたので、そこを産後入院の施設にしたのです。その後、クリニックの間に産後ケアは少しずつ広まってはきましたが、当時はそんな空気もなかったので先駆的ともいえる試みとなりました。

ただ、これは、今振り返ると中途半端な運営をしてしまったと反省せざるを得ません。最初から採算が取れる見込みがなかったので、「本院の収益を回せばいい」といった奉仕的な気持ちでした。育良は、産後の体力回復が遅れがちな高齢出産の方が多いので、お母さんたちを助けてあげたいということは感じていました。でも、それが甘い運営につながってしまったのだと思います。

利用者がとても少なかったということもありますし、人員が問題でした。私は、専任の助産師を雇うのではなく本院の助産師に行ってもらうことにしたのです。そして、行く人を募ったところ、挙手をした助産師は指導者クラスばかりでした。結果、ベテランのスタッフたちの負担を多大にしてしまう事態となったので、半年でやめてしまいました。

そのあと、他施設で次々に産後ケア施設が始まったので話をしてほしいと言われましたが、私は「うちはつぶしてしまいましたけれど」という話をするしかありません。そして、実は、ほかの施設でも、やはり、どこも経営的にきついようです。

たぶん日本の産後ケアは、改まって建物を準備するのではなく、もう少しシンプルに、ただいてもらうだけだったり、助産師がそばにいてくれたりするだけの場でいいのだと思っていたのです。日本の現状では、産後ケア施設は休養と母乳ケアの施設です。でも韓国や台湾を見るといろいろなオプションがついています。そうしたものがあれば、より多くの人が利用したかもしれませんが、育良はそうできなかったので終了となりました。

今も、部屋があいているときは、時々泊まりに来ているお母さんがいます。そうした人は、赤ちゃんを少し預かるだけでいい人が多いのです。退院を延ばす「延泊」の希望も少なくありません。基本的に「家族で面倒を見る」のが日本のスタイルなので、わざわざ知らないところに移動してケアを受けるのは大げさだと感じるのではないでしょうか。

産後は「疲れた」「授乳がうまくいかない」といった声がとてもよく聞かれます。産後うつまでいかなくても、精神的にまいってしまう人が増えています。実母が手伝いに来るお母さんが以前は多かったけれど、今は仕事をしているおばあちゃんが多いので、それがいちばんネックとなっているようです。「産後ドゥーラ」など家に来て育児や家事を手伝ってくれる人もいます。自治体によっては補助金も出ていますから、公共の支援を上手に使っている人もいます。

育良では、お産を取った助産師がその人の産後をみていく「担当助産師」となる「助産師担当制」を続けてきました。母乳の相談に乗ってほしいときなどは、産後の経過をよく知っている人に相談できると、経過を一から話さないですみます。

育良には「2週間健診」もあります。通常は1カ月まで定期健診はないのですが、2週間くらいで母乳の悩みが顕在化するケースが多いし、育児疲れも溜まりますから、ここで一度助産師と会っておくといいのです。この2週間健診も、担当助産師がみることが基本です。

助産師担当制はお母さん側からすればとてもいい制度だと思います。助産師から負担が大きいという声が出ていますが、もともと開業当時の助産師たちが発案して始めたシステムなので維持したいものです。

20年目のさくら

2014年、産婦人科医として愛育病院、成育医療研究センターに勤務してきた息子の晃義が、育良クリニックに常勤医として入りました。5年間在職していた瀧澤先生が、自身のクリニックを開業するため退職したからです。

同時に、私の日赤時代の同僚である石井先生も、育良に来てくれることになりました。もともといた福田先生と私、石井先生というベテラン3人が若いリーダーを盛り立てていく形で医師の新しい体制ができ上がりました。

息子が育良に入ってきた翌年、私は目黒川のさくらを見て、開設20周年までの最後の1年だということを考えていました。

開業医は、勤務医と違って定年退職がありません。ですから、引き際は自分で決めるしかありません。開業した当時はそんなことは考える余裕がまったくありませんでしたが、5～6年もして余裕が出てきますと、そのことを考えるようになりました。余裕ができると地域の医師会で役員をさせていただく機会も増えますが、そうした場でも引き際の話題はよく出ました。その時考えたのが、勤務医を20年やったのだから、開業医も20年やろうということでした。その20年の最後の年になったということです。そこで、息子に院長の座を譲る準備を始めました。

そして、院長を交代するからには、息子には息子の考えがあるわけです。ですから、今までやってきたことも、息子の考え方を尊重しながら、新しい時代に即したものに変えていくことになりました。

ここが潮時と考え、もう少し先を予定していた電子カルテへの切り替えも前倒しにして、この年に始めることにしました。私は電子カルテには触らないですむと思っていましたが、そうはいかなくなりました。そして、妙なもので、電子カルテに慣れなければいけないのなら、もう少し現役を続けてもいいかなと思い始めました。産科医の先輩方を見ても、なんだかんだと理由をつけては70代、80代まで現役を続ける方が多いようです。私は自分の健康を考えるとそんな年齢まで頑張れるとは思えませんが、引退はもう少し先にすることにして、20周年を迎えました。20周年は目黒のホテル雅叙園東京で記念祝賀会を開催し、これまでの出来事をまとめた冊子を作成しました。

思えばあっという間の20年でした。はじめの10年は一心不乱の時代でした。8年間は1日24時間1年365日、クリニックに住み込みで働きました。そのあとは山本先生など常勤の先生も次第に増えて私としてはどんどん楽にさせてもらえているのですが、20年の歳月は私をすっかり「おじいさん」にしてしまいました。いつのまにか孫の数も増え、彼らは「ジージ、ジージ」と私を慕ってくれます。

「逆子の経膣出産」と「帝王切開をした人の経膣分娩（ＴＯＬＡＣ）」の中止

皆さんのおかげで、育良は20年間成長させていただくことができました。スタッフも入れ替わりはあるものの増員に次ぐ増員を重ね、分娩数も10周年の時には３９９９件だったものが20周年の時には1万２５８４件を数えるまでになりました。

しかし数字のうえでは成長してきましたが、内容としてはどうでしょうか。

時代の流れとはいえ、育良は、骨盤位（逆子）の経膣分娩を20周年の少し前からやめました。

また、２０１６年春以降、帝王切開の既往歴を持つ方が次に経膣出産をするＴＯＬＡＣ（帝王切開後経膣分娩 trial of labor after cesarean）も、強い希望がある方、前回当院で帝王切開をしている方以外は、原則として行わないことになりました。

ＴＯＬＡＣや逆子の経膣分娩は、世間では、もうだいぶ前から少数派となっています。地域でこれらを行っている施設は、私が知る限り、当院と日赤医療センターだけでした。

この20年の間の大きな変化といえば、お産の世界では「高齢妊娠の増加」です。もちろん個人差はありますが、お産は若い人は何をしても大丈夫、という考えはまんざら嘘ではありません。

育良は開設時から高齢妊娠の方が集まる傾向があり、そのうえに社会全体がそうなってきているので余計に増えます。これは土地柄もあるでしょうし、お産に対する意識が高い方が高齢妊娠の方に多いということもあるでしょう。いわゆるハイリスク妊娠の方が増えて、帝王切開率はどんどん上がります。育良とて、自然出産が減ってしまうのはやむを得ないことなのです。

しかし、ハイリスクの方は帝王切開をすればよい、というのなら、それをするのは外科医でもいいのではないかと思います。私が日赤医療センターに入職した頃は、まだ帝王切開も今より危険性が高く、なんとか経膣分娩をさせるために、産科医たちは腕を磨きました。その技を伝授し、若手もうまくできるように叱咤してくれる先輩たちがいました。

今は超音波装置も高度化して、胎児の小さな異常も見逃さないようになってきました。超音波と分娩監視装置は、今や現代の産科医の盾と矛で、それがなかった時代は本当に大変でした。

もちろん、それ自体は悪いことではなく、新しい機械の導入は確実に母体死亡や周産期死亡率を減らしてきました。しかし今は、それより、リスクの回避が先行します。それは当たり前のことですが、行き過ぎが見られるような気がします。分娩監視装置が危険を示唆すると、すぐに帝王切開です。

振り返ると、私は、本当にいちばんいい時期に産科医をやっていたと思います。そうしたテクノロジーが登場したときに産科医になり、テクノロジーを使いながら、伝統的な産科医本来の技量も存分に発揮することができたからです。手の技術しかなかった一昔前の先輩たちより、もっと強く科学の力に守られながら、安全に、産科医ならではの技をお母さんたちに提供することができたのが私の世代です。しかし今、その、産科医本来の技は消えていこうとしています。

これは何も産科医だけの問題ではなく、お母さんにも大いに影響します。産科医はお産がすめばおもな仕事は終わりですが、お母さんにとっては、お産は育児の始まりでもあります。帝王切開は、やはりお母さんにとっては侵襲が大きく、子育てのスタートの時期に傷の痛みや体力の戻りが問題になります。

逆子の経膣分娩をやらないなら、その分、妊娠中にお腹の上から胎児を回す「外回転術」はしっかり残していかなければならないとも思っています。

育良クリニックを支えた人たち③

和田充弥子さん（マネージャー）

女性がいきいきと働く場に惹かれて

理事長の娘である私は、父親が医師であっても医療従事者になることは考えず、大学卒業後は建築関係の仕事に就いていました。ところが、男性社会のなかで、同じ職種で初の女性社員として働くのは大変でした。そんななか、帰省の折にクリニックに来ると、助産師さんたちがあまりにもいきいきと働いているので感動してしまったのです。灯台もと暗し、でした。「女性がこんなにやり甲斐を感じて働ける場があるんだ」と思い、ここで仕事をしたくなりました。

私は子どもが欲しかったので、仕事と育児の両立が難しい業界は長く働けないような気もしていました。育良クリニックに入職したのは２００４年で、開設から5年目の事です。

入職後に結婚し、育良で4人出産しました。そこで私は、フリースタイル出産や、医師よりも助産師主導で妊娠・出産・産後のケアを受けられる良さを、母親として、何度も実感しました。

4人も出産したのは、初めての出産の頃に東日本大震災があったことが関係していると思います。テレビで、胸が締めつけられる地獄絵のような映像を見ました。町が津波に呑まれていく映像でした。その時、「子どもをたくさん産み育てよう」と思ったのです。たった1人の子に何かあったら、私は明日からどうすればいいのだろうと不安に思ってしまったのです。最終的に3人目を出産したあとに、どの子もかけがえなく愛おしく、代わりはないのだと納得できたのですが。最初のお産は、便座のような形をしたバース・スツールという椅子に座り、天井からつるした布につかまっているのが楽でした。夫にマッサージをしてもらいながら1回1回の陣痛を、いかに逃すかを探っていく行為を楽しいと感じることができました。身体の使い方で、痛みは変えていくことができるのだということがよく分かりました。時々はのまれてしまう波もありましたが、そんな時は「ああ、今回は負けた。次は乗り越えよう」という感じです。水中出産もしていて、その時は動画を撮影してもらい、これは今も患者さまに見ていただく水中出産の紹介動画として使っています。

医療施設にマネージャーを名乗る者がいるところはとても少ないと思いますが、育良には4人のマネージャーがいます。私は自分は「旅館のおかみ」の役割をしていると考えていて、患者さんも職員も快適に過ごせるための気配りや業務の見直し、クレーム対応、広報などを担当しています。

クラスやサービス面の整備も私たちの役割の一つです。妊婦健診で使用するオリジナルの冊子も医師、助産師と話し合いながら必要な改訂をしていますし、産院を探している最中の方に来ていただく「産院選び基礎講座」は私の発案でした。助産師がやりたいと言ってきたクラスが無事に立ち上がるように支援するのもマネージャーの仕事です。

妊婦さんの声を吸い上げるためのアンケートも実施しています。例えば、外来のあり方については年2回、アンケート用紙を外来で配布して200〜300

通の回答をいただいています。回答の内容は待ち時間、職員の対応からキッズルームに置くおもちゃの種類までさまざまですが、私たちが「それは、そういうものだ」と思っていることも、患者さんの目で見ると不便だったり、嫌な気持ちがしたりすることがあるのだと気づかされます。育良では部署長の集まる小さな会議が定期的に開かれていますので、集まったご意見はこの会議で対応を話し合い、回答者へのお返事も作成して、その一部は産院のホームページに公開します。また、職員全員が、すべてのご意見に目を通します。

こうした作業はとても地道で時間がかかるものですが、リピーターの患者さんが「アンケートに書いたことが改善していてうれしい」と言ってくださると、本当にうれしくなります。そんなリピーターさんが増えて、いつまでも「育良は好きなクリニックだから、ずっとここにかかりたい」と思い続けてくださるように、これからも創意工夫を重ねていきたいと思います。

育良クリニックを支えた人たち④

今村優子さん（元・育良クリニック助産師／特定非営利活動法人日本医療政策機構マネージャー）

育良のポリシーは国際的な流れ

育良クリニックは、理事長が助産師を信頼してくれるので本当に仕事が楽しくて「助産師が助産師らしく働くことを大満喫できるクリニック」でした。医療介入が必要な時も「この患者さんの、今の分娩進行状況において子宮収縮剤は必要かどうか」といったことについて、医師とディスカッションをしながら、患者さんのケアに当たることができました。

これまでの経験や他の病院に勤める助産師の友人らの話によると、「子宮収縮剤を使用したら、分娩中は1時間ごとに必ず内診する」など決まったことをする病院が少なくないようです。でも育良に来たら、助産師が、その人のお産に合ったことは何かを判断してもよく、むしろその力を磨くように求められました。私の気持ちはとても楽になりましたし、ご本人もそのほうがずっと楽なはずです。

私は、お産を介助した助産師が、赤ちゃんが1歳になるまでそのお母さんを担当する「担当制」も大好きでした。担当助産師は、入院中のプランを作成し、出勤すると必ずお部屋に会いに行き母乳や育児、子宮の回復の様子などを拝見してケアを提供します。退院時には、2週間健診、産後健診、乳児健診の日時、そして子宮がん検診のタイミングなどもお知らせする紙をお渡しし、それもできるだけ自分が勤務している日に予約を取ってもらいます。次のお子さんを妊娠したときに「また、お願いしたいです」と指名されたこともあり、そんな時はとてもうれしくて、助産師冥利を感じました。振り返れば育良で働いていた日々は、私の助産師としての「青春」でした。

女性の健康を支援する政策にも興味があった私は、その後、育良を退職して、英国に留学して公衆衛生学を学びました。英国で会った産科医は、助産師との協働に対する考え方が理事長とそっくりでした。英国では「正常な出産は助産師主導型で行うべきだ」と考えている産科医が普通なのです。それは近年、信頼性の高い医学論文を収集し評価・分析を行うコクラン共同計画の報告、英国の国民保健サービス（NHS：National Health Service）のガイドラインでもそうあるべきだと示されたためでもあります。

助産師主導型の出産ケアについては、海外には数多くの報告があります。それらを総合的に判断すると助産師主導型は女性の満足度が高く、医療介入も少なくてすみ、かつ安全性も損なわれないことが前述のような権威ある組織によって知らされているので、産科医療の考え方が変わってきているのです。育良では、理事長が日赤医療センターの方針を踏襲してそのような考え方をしていましたが、それは国際的な流れと合致しています。

日本では、公衆衛生学、疫学といった学問が、まだあまり根づいていません。でも、欧米では、エビデンスがはっきりすると方針が変化していきます。特に英国は根拠に基づいた医療（EBM：Evidence Based Medicine）が進んでいて、国がエビデンスに基づいたガイドラインを作成し、それによって医療を標準化していくというやり方が浸透していました。

また英国では、助産師の認知度がとても高く、誰でもよく知っている職業です。日本では、まだ看護師との区別が付きにくく、実際に、総合病院などでは他科に配属され、他科の看護師として働いている仲間もいるのが現状です。日本も、もっと助産師をフル活用していけば妊娠・出産そして育児を応援でき、産み育てやすい国になるのではないかと思います。

助産師自身も、助産師は本来、医師の指示どおりに動くだけの仕事ではないことをもっと強く自覚して、どうすれば自分たちがもっと活躍できるかを考えていくべきではないかと思います。私は育良で、分娩間近な妊婦さんたちにお産劇を見せる「産むぞクラス」を作りましたが、これは、まず企画書を作成して直属の上司と理事長に持っていったのです。ただ「やりたい」と言うだけではなく、「促進剤の使用率が減少し、満足度も高くなる可能性がある」など期待できる効果も書き添えました。

一助産師が組織のなかで企画書を提出するということは、医療の世界では珍しいことです。そのため、職能団体によるキャリアアップのための講習会に講師として呼んでいただき、この企画立案の体験やクラスの内容について講義をさせていただいたこともあります。私はちょうど妊娠中だったのですが、東京から宮崎まで飛行機で飛んで、意識ややり方を変えれば、助産師も病院、医師、師長を動かすことができるのだということを一所懸命に伝えました。

「産むぞクラス」は、開設当初から見るとお産にあまり関心がない妊婦さんが増えてきたので、出産準備教育を変えることで意識変革を図ろうとしたのです。当時は分娩件数も増えていて、妊婦健診で助産師が妊婦さんたちと話す時間も減ってしまっていました。

クラスが開始した頃は月80〜90件のお産があって、その全員が、助産師役の私と産婦役の後輩のお産劇を見てから産むようになりました。40数名ずつに分けて月2回の開催でした。劇の始まりは自宅で、痛みが増してきて育良に電話をして移動するかどうかを話すシーンもリアルに見せます。妊婦さんが、みんなとても気になるところです。

赤ちゃんが出てくるところは、産婦役の助産師が「リアルパンツ」という教材をはいて、会陰の伸びや赤ちゃんの頭が出てくる様子を見せます。そうしたところをちゃんと見てもらうことでお産とはどういうことなのかがちゃんと理解できますし、うめきながらも楽な姿勢を探す産婦役の助産師の様子を目の当たりにすれば、お産のイメージができなかった人も「ああ、お産って、こんな感じでやればいいんだ！」とよく分かります。

妊婦さんたちの反響もとても良く「具体的でイメージが湧いた」「安産のコツが分かり、やる気が湧いた」などの声が寄せられました。また、助産師がお産の現場でどんな働きをするかも分かってもらえました。「不安で仕方がなかったけれど、助産師さんがあんなふうにそばで支えてくれるなら安心」と言ってくれる人もたくさんいたのです。

２０１８年の秋、私は育良で第一子を出産しました。久しぶりに感じたお産の現場の空気は、やっぱり、本当にすてきでした。お産が本当に好きです。私は今、政策立案に関する仕事をしているためオフィスワーカーになりましたが、お産のあの瞬間は、たまらないものがあります。もちろんオフィスワーカーも一所懸命に仕事をしていますが、あの、医師、助産師の協働が産婦さんと赤ちゃんのひたむきな頑張りを支える、あの瞬間は、本当にすてきです。命を守るためにみんなが一致団結する、あの瞬間は、やはりオフィスにはない特別な時間です。

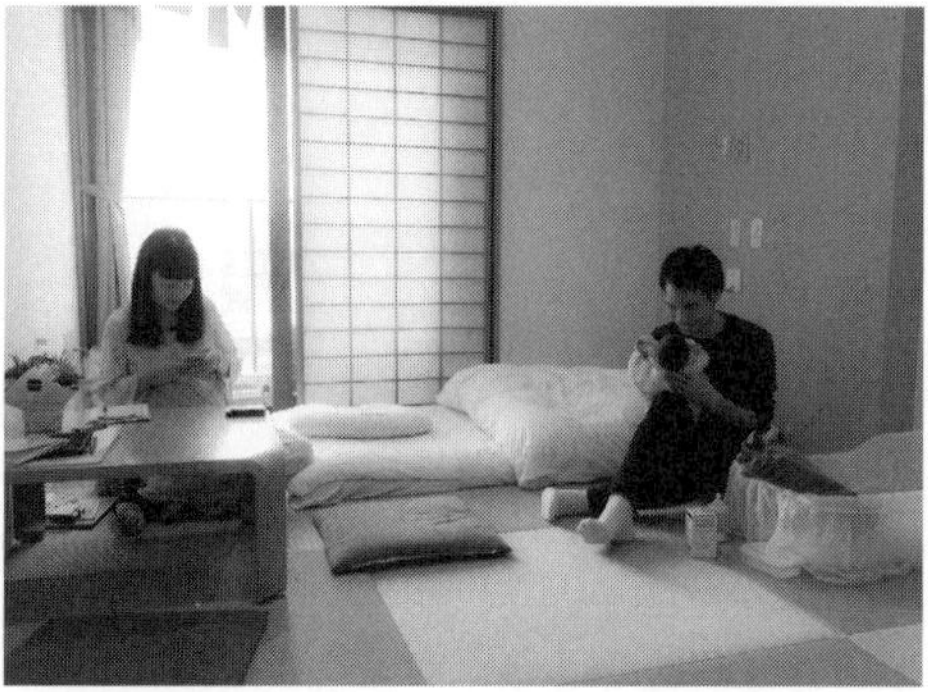

　産後は夫と家族入院を楽しみました。父親は、子どもが生まれた、その時からずっと母子のそばにいることがとても大切なのです。でも夫は最初、新生児なんて見たこともないし、無菌室のような部屋にいなければならないイメージがあったそうです。「一緒にいることが大切であることは分かっていたものの、母親に比べると父親ができることは少ないのでは

ないか」という先入観があったようですが、実際はそうではないと分かると、1日中、赤ちゃんの世話が楽しくて仕方がない様子でした。

私は育良で働いた日々や出産の体験を土台にして、産科医と助産師が協働し、そして妊婦さんとその家族も力を発揮できるお産が全国に広がるように力を尽くしていきたいと思います。

［第5章］

「こだわりの出産」をかなえ続けるために育良クリニックが守りたいこと

毎朝の仕事

院長から理事長となった今、私の毎朝の仕事は、退院する方へのご挨拶と、臼の前でお産後2～3日目の赤ちゃんと母親そしてご家族、助産師たちと一緒に記念写真を撮ることです。育良の入院フロアには、臼があるのです。外来待合室には「育良の樹」と呼んでいる樹が鎮座しています。植林ではなく自然で育ったたいへん貴重なヒノキです。臼は、その樹の一部から作りました。

この樹が育った熊本県菊池地方では、赤ちゃんを少しの間臼の中に寝かせると疲れが取れ、スヤスヤとよく眠れると言い伝えられています。また、お子さまが満1歳のお誕生日を迎えたとき、一升餅（一升のもち米でついた餅）を背負うと一生食べることに事欠かないとか、衣装持ちになるというような言い伝えがあるので、白いクッションを一升餅に見立てて赤ちゃんをこの臼に寝かせて写真を撮るのです。

昼前には、入院中の方たちの回診をします。いわゆる「理事長回診」です。

それが終わると、お誕生日カードがコンシェルジュカウンターのデスクの上にずらりと並べてあります。ここで出産した赤ちゃんが1歳を迎えるときにお送りするカードに、私は1枚ずつ「浦野」と署名を入れていきます。また、退院した方の感想文に目を通したりします。

春の入学シーズンには、これに「絆の会」の会員さんたちへの就学お祝いカードも加わるわけです。お誕生日カードは全員に出すのですが、就学カードはその時の住所では届かない方もたくさんいます。でも、宛先不明で帰ってきた方も、実は婦人科で通院していらっしゃった、ということが結構あります。

出産後も、育良とつながり続けてご自身の身体を大切にしてくださるのは、とてもうれしいことです。自治体のがん検診に来られたり、他院で何か指摘されて、セカンドオピニオンを求めて来る方も多いと思います。それは、ここでお産をしたという心の絆や安心感をお持ちなのではないかと思います。私が通りかかってお見掛けすると、ありがたくて「この方はお得意さまなんだから丁重にね」などと周りのスタッフに言ってしまいます。

特に2人、3人と産みに来てくださった方はさすがに私も覚えています。

カルテが電子化されてからは、カードの宛名名簿とカルテを突き合わせることができるようになりました。私がさんざん避けてきた電子カルテですが、これは良いところです。「絆の会」で同窓会をしているので、その時に卒業生のお母さんたちと顔を合わせることも多いです。担当の助産師さんを呼び出して面会していく方もいます。

産院というところは、実家に似たような役割を果たしているのだと思います。近所に住んでいる方のなかには、「育良クリニックの前を通るたびに、あなたはここで生まれたのよ、と子どもに言っていますよ」と私に話してくれるお母さんもいます。

産婦人科医は取り上げた子を見ると、やっぱり「すくすくと育ってほしい」と思います。でも、お母さんたちがいちばん会いたがったり、思い入れたっぷりに会ったりしているのは、やっぱり医師より助産師さんです。医師は最終的な責任者だけれど、その立場ではない。そのことについて、寂しいとか、そうした気持ちは、私はみじんもありません。産科医は、そういうもので、それでいいのです。私たちは医師と助産師、４つの目、４つの手でお産をやっているので、誰が感謝されても、誰が慕われてもうれしいわけです。

一つひとつのお産が刻まれた記録

外来には、いつも「言いたいぞノート」が置いてあります。これは出産を終えた方が、退院を前にして、育良クリニックでの出産体験を書き残してくださる感想文で、本書の第1章にある産んだ方の声も、このノートから一部を使わせていただいています。

ノートは代官山で育良が始まったときから、ずっとこの名前で続けてきました。1万人を超える育良卒業生のお母さんたちが書いてくれた「言いたいぞノート」。これは育良の年輪です。

私は今も、このノートは、1人残らず読ませていただいています。そして、これから出産する皆さんの参考になりそうなものがあったら、外来待合室のファイルに入れて、どなたでも読めるようにしておきます。

外来待合室には「分娩統計」というファイルもあります。ここには前年の分娩件数と、その内訳が詳しく書かれています。育良クリニックはこんな内容のお産をしていますよ、という「情報公開」です。例えば帝王切開、吸引分娩、鉗子分娩それから会陰切開は何パーセントの人がどんな理由で受けたのか、子宮収縮剤（陣痛促進剤）の使用率はどれくらいか、ＴＯＬＡＣや外回転術はどの程度成功しているのかなどが明記されています。

医療施設は、こうした行為が安全に行われなければならないのは当然ですが、過剰にならず、かといって必要時に躊躇されることもなく適正に行われることが求められると思います。育良には、自然分娩をしたいと願う妊婦さんが比較的多いわけですが、そうした方たちが帝王切開での出産になることも多いです。その時に「それなら、納得できる」と思って手術を受けていただけるようにしたいと私たちは努力しており、分娩統計は、その努力のあとなのです。

外来待合室でこうした詳細な情報に手を伸ばす方がどれだけいらっしゃるかは分かりませんが、医療従事者としては、これを公開することで、医療介入をより適正なものにしていこうという動機づけの一つになります。

鍵のかかった木箱「理事長直行便」

もう一つ、私の日々の役割として決まっていることは「理事長直行便」の対応です。育良には、外来待合室に鍵のかかった「理事長直行便」という木箱があります。ここに何か入っているかどうかを確認するのは受付のスタッフで、入っていると、内心ドキドキしながら私のところに持ってきます。

内容はほとんどの場合、クレームです。時々はお褒めの言葉もありますが、それは少しだけです。でも、クレームは、施設の運営にはとても大切です。「理事長直行便」は匿名で入れてくださってもいいのですが、名前を書いて入れてくださる方もいらっしゃいます。そのすべてにお返事を書き、外来待合室に貼り出します。

クレームには、お怒りはもっともだと思うものもあり、その場合は担当したスタッフを呼んでよく話し合います。ちょっとした誤解や気持ちのすれ違いで妊婦さんの不満が生まれている場合が多いですが、明らかに対策が必要だったり、スタッフの姿勢を問いただしたりしなければならないこともあります。「これはスタッフに非があるとは言えないのではないか」と思うケースもあり、その場合は、私のお返事も、不快な気持ちにさせてしまったことを謝りつつも、こちらの立場はお伝えするようにしています。

「理事長直行便」でも、「言いたいぞノート」でも、クレームを書かれると、人によってはとてもへこみます。真面目な人ほど、そうなるものです。でも、そこで耐えて成長してくれる人が多いです。利用者の声は大切です。こういうことはどこでもやっているでしょうが、その真剣度には温度差がかなりあるのではないでしょうか。

育良では、マネージャー部門もしょっちゅう妊婦さんへのアンケート調査をしています。そこにも育良の良かった点や改善すべき点が書かれますので、私はこれもすべて目を通しています。

このように、今の私が毎日やっている仕事は主に経営の部分で、診察は少しだけです。昔から通ってきてくださる方の婦人科診察や、いわゆる「特診（特別診療室）」を使う方の診察にとどめています。あとは、今、医師が当直1人、オンコール待機が1人の体制なので、3人目の医師が必要な事態になったら私が駆けつけます。

また育良は流産・中絶手術も扱っていますので、そのような医師にとって精神的負担の大きい手術はできるだけ私が担当するようにしています。

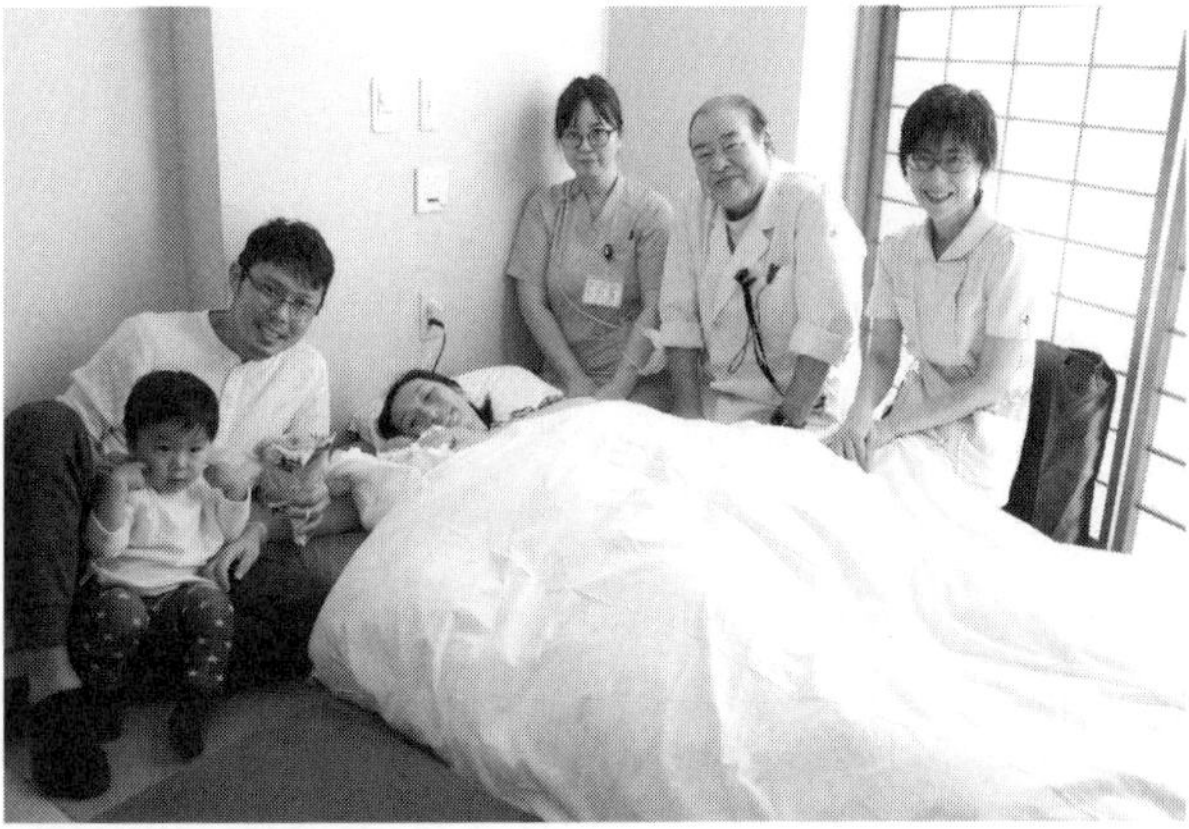

これからも変わらないでほしいこと

これから、育良がどうなっていくのかは、私にも分かりません。息子が院長となったのだからいろいろなことが変わるのは仕方がないことだし、むしろ変わらなくてはいけないと思います。世の中が変わっているので、利用者のニーズを見ながら変わっていかなくてはなりません。

そもそも、産科医そのものの未来がどうなっていくのかも分かりません。逆子の経腟分娩の技術が消えていくことは、産科医の将来を象徴的に表しているのかもしれません。未来において、「産科医にしかできない技術」は果たして何が残るのでしょうか。

もちろん私は、帝王切開も立派なお産だと考えています。しかし、正当な理由なしに「なんとなく」「危ないらしいから」という理由で医療介入が行われるのは、医学の進歩でも何でもないような気がします。

今は1万人に1人のリスクであっても、医師がそのリスクを伝えないと説明義務違反と言われるようになり、怖い話をせざるを得なくなっています。そして妊婦さんはそれを聞くと怖くなって「切ってください」と言う。そういう現象が帝王切開を増やしている面もあると思います。実際に私も、産科医を40年間以上やってきて見たこともなければ聞いたこともないようなリスクを説明しています。教科書を見ると、そうしたリスクがたくさん載っていて「場合によっては死亡する」などと書かれていたりするんですね。

しかしリスクというものは、例えば道を歩くことにも車にぶつかってしまうかもしれないというリスクがあるわけです。客観的事実は事実として受け止めながら、それを冷静に判断していくことが大事だと思います。帝王切開を行えば、帝王切開をしなかったことによるリスクはなくなりますが、今度は帝王切開をしたことによるリスクも生まれます。

そして分娩取り扱い施設の集約化はどこまで進むのでしょうか。

米国では、５０００件くらい扱う病院がおもな産み場所となっています。日本のように、自施設に機械も24時間体制のマンパワーも備えた重装備の開業医がいるということは、国際的に見ると、とても特殊な例です。

今、日本は、そうしたクリニックが出産の約半数を担っています。特に地方では、分娩を扱う病院がなくなり、いわゆる個人のクリニックがその地域のお産を一手に引き受けているところがたくさんあります。でも、それも時間の問題です。院長の高齢化が進み、後継者がいないところがたくさんあるからです。

ですから、大局的には、だんだん集約化は進んでいくのだと思います。

その時まで育良が存在しているとしたら、いかに人材を確保して、いかに魅力あるクリニックであり続けていくかというところが問われるでしょう。

分娩取り扱い施設は、ともかくいい職員に来てもらい、長くいてもらうということが大変です。手間暇をかけたお産をするためには、どうしてもマンパワーが必要ですから。そして、昔よりはゆとりある環境で働いてもらわなければならない時代になっています。

分娩取り扱い施設に、職員の人数規定はありません。ベッド数に応じて看護職が何人いなくてはならないという規定は保険診療を行ううえで決められているのですが、その人数をクリアしても、そんな人数ではとてもお産は回りません。その規定を悠々上回っても、まだ足りないくらい、分娩取り扱い施設はマンパワーが必要なのです。こうした産科医療の特殊性を、もっと国や行政に理解してもらうことも重要でしょう。

そうすれば、産科医は、助産師や、その他のさまざまな職種と連携することで、もっといい仕事ができ、たくさんのお母さんに「また産みたい」と思ってもらえるお産を提供できると思います。

育良は、助産師たちをはじめ、それぞれの部門を信頼してまかせるのが本来の方向性だったので、私はあまり口を出さないようにしてきました。でも、年を取ったせいか、今は口出しが少し増えているかもしれません。

開設から歳月を経て、理念が身体に入っている古いスタッフは、いろいろな事情で、すでにほとんどの人がやめていきました。そうした時期というものはあり、それは組織として仕方がないことです。組織の伝統を維持するのはとても難しいことです。

ですから、育良が存在し続ける限り、ゆっくりでも、新しいメンバーが育っていくのを理事長ならぬ「理爺長」の私は見守りたいと思っています。

その時にいちばん大事なのはハートだと思います。クリニックで働く人、産む人、みんなの心がお互いに通い合っていることです。

私が院長の時は、年に2回の「理事長面談」というものをやっていました。賞与の時期に、賞与袋を本当に渡すわけではないけれど、その時期に「ご苦労さま」という言葉を伝え、その後半年のその人の見通しなどを聞くのです。

そして、大切なのが、差し支えない範囲でプライベートなことを話すような、そういったたわいのない話を無制限にすることなのです。これは、ものすごく時間がかかります。ですから、毎年この時期は本当に大変でした。でも、年に2回くらいはしっかりと、ゆっくり話しておくと、日々の仕事では、ごく短い時間でコミュニケーションが成り立つのです。面接は、リネンさんも受付も含めて、職員全員、1人残らずやりました。

そんなことをしながら、やめる人がいても、次々に新たな人材が入ってきてくれた時代がありましたが、今は甘くありません。若い世代に、私の時代と同じように働いてほしいと要求するのは間違ったことでしょう。

しかし、社会はどこか、とげとげしい気持ちが以前より蔓延し、人と人の間に誤解が起きやすくなっているような気がします。みんな、ゆっくりと気持ちを話し合う時間がないのかもしれません。

妊婦さんとご家族が満足なお産ができて、職員も充実した気持ちで働けるクリニックを維持していくためにはどうしたらいいのか。私はそれを考え続けてきて、今も半ば出口がないトンネルの中にいるような気持ちですが、最近思うのは、大事なのはコミュニケーションではないかということです。

産科医療は、きつい仕事です。夜勤もあるし、汚いこともやらなくてはいけません。でも、産科医や助産師は肉体的にきついだけではなくて、むしろいちばんつらいのは、そういうことではありません。私たちにとっていちばんつらいのは、そうやって一所懸命に尽くした人に誤解されたり、無視されたりすることなのです。逆に自分が頑張ったことが妊婦さんやご家族に喜ばれたら、それで報われてしまう。それが医療関係者というものであり、医療の本来の姿だと思います。気持ちの通い合いがあることは産科医療施設にとって本当に大切なことです。そのことだけは、忘れないでおいてほしいと思うのです。